Benigna Gerisch

Suizidalität

Viele Begriffe, die wir aus der Psychoanalyse kennen, blicken auf eine lange Geschichte zurück und waren zum Teil schon vor Freuds Zeit ein Thema. Einige Begriffe haben längst den Weg aus der Fachwelt hinaus in die Umgangssprache gefunden. Alle diese Begriffe stellen heute nicht nur für die Psychoanalyse, sondern auch für andere Therapieschulen zentrale Bezugspunkte dar.

Die Reihe »Analyse der Psyche und Psychotherapie« greift grundlegende Konzepte und Begrifflichkeiten der Psychoanalyse auf und thematisiert deren jeweilige Bedeutung für und ihre Verwendung in der Therapie. Jeder Band vermittelt in knapper und kompetenter Form das Basiswissen zu einem zentralen Gegenstand, indem seine historische Entwicklung nachgezeichnet und er auf dem neuesten Stand der wissenschaftlichen Diskussion erläutert wird.

Alle Autoren sind ausgewiesene Fachleute auf ihrem Gebiet und können aus ihren langjährigen Erfahrungen in Klinik, Forschung und Lehre schöpfen. Die Reihe richtet sich in erster Linie an Psychotherapeuten aller Schulen, aber auch an Studierende in Universität und Therapieausbildung.

Unter anderem sind folgende Themenschwerpunkte in Planung:
Infantile Sexualität | Soziale Ängste | Suizidalität | Borderline-Störungen Depression | Triangulierung | Essstörungen | Übertragung/Gegenübertragung | Adoleszenz | Fetischismus

Bereits erschienen sind:
Band 1 Mathias Hirsch: Trauma. 2011.
Band 2 Günter Gödde, Michael B. Buchholz: Unbewusstes. 2011.
Band 3 Wolfgang Berner: Perversion. 2011.
Band 4 Hans Sohni: Geschwisterdynamik. 2011.
Band 5 Joachim Küchenhoff: Psychose. 2012.

Band 6 **Analyse der Psyche und Psychotherapie**

Benigna Gerisch

Suizidalität

Psychosozial-Verlag

Bibliografische Information der Deutschen Nationalbibliothek
Die Deutsche Nationalbibliothek verzeichnet diese Publikation in der Deutschen Nationalbibliografie; detaillierte bibliografische Daten sind im Internet über http://dnb.d-nb.de abrufbar.

2. Auflage 2024

E-Mail: info@psychosozial-verlag.de
www.psychosozial-verlag.de

Umschlaggestaltung: Hanspeter Ludwig, Wetzlar
www.imaginary-world.de
Satz: Mirjam Hensel, Wetzlar
ISBN 978-3-8379-2113-7

Inhalt

Vorwort

> Die wirklichen Schauplätze, die inwendigen, von den äußeren mühsam überdeckt, finden woanders statt [...]. Einmal in dem Denken, das zum Verbrechen führt, und einmal in dem, das zum Sterben führt.
>
> *Ingeborg Bachmann*

Es hat in allen bekannten Kulturen und Epochen – von der Antike bis zur Gegenwart – Formen des Suizids gegeben, und er zieht sich bis heute durch alle Gesellschaftsformen und sozialen Schichten. Er betrifft beide Geschlechter, gleichwohl mit einer Vielzahl divergierender Ursachen und intrapsychischer Konfliktkonstellationen, unterschiedlichster Ausführungsmuster, Motive und Tötungsmittel, die vom Idiosynkratischen bis zum Stereotyp reichen. Vor dem Suizid als einer nur dem Menschen eigenen Möglichkeit des Handelns und selbst vor suizidalen Fantasien, Gedanken und Erlebensweisen ist keiner gefeit. Den meisten, wenn nicht gar allen Menschen ist der Gedanke an ein eigenmächtiges Ende, insbesondere aus der verstörenden Phase der Adoleszenz, durchaus vertraut, wie es bereits Albert Camus (1985) bemerkte. Der Prominente, der vielleicht als schön, reich und glücklich gilt, kann ebenso betroffen sein wie der Arbeitslose, Kranke oder schlicht Unglückliche. Darüber hinaus unterläuft die relativ niedrige Suizidrate in Kriegs- und Krisengebieten im Vergleich zu jener in der westlichen Wohlstandswelt die traditionelle Unterscheidung von guten bzw. »echten« Gründen einerseits sowie von schlechten bzw. »hysterischen« andererseits. Die markante Differenz indes liegt zwischen denen, die ihr eigenmächtiges Ende nur fantasieren, und jenen, die diese Fantasien und Gedanken in Handlungen (Suizid oder Suizidversuch) umsetzen.

Auch wenn die weit niedrigere Rate der Verkehrstoten und von Gewaltopfern als ungleich größeres Skandalon unserer Zivilisation wahrgenommen wird als die der Suizidtoten, so zeigt ein Blick auf die nüchternen Zahlen, dass das Ausmaß der Suizidproblematik nach wie vor eine außerordentliche Brisanz hat. Und sie ist seit jeher mit einer eklatanten empirischen Geschlechtsspezifität verbunden. Weltweit suizidieren sich jährlich etwa 1 Million Menschen und 20 bis 50 Millionen unternehmen einen Suizidversuch. In Deutschland starben im Jahre 2009 insgesamt 9.616 Menschen durch einen *Suizid* (7.228 Männer und 2.388 Frauen). Die Suizidrate (das heißt die Anzahl von Suiziden bezogen auf 100.000 Einwohner pro Jahr) lag damit bei 10,3.

Folgen wir der Empirie, so verzeichnen wir gegenwärtig in Deutschland etwas niedrigere Zahlen als in jüngster Vergangenheit, die bis 2006 stets etwa bei 12.000 Suiziden jährlich lagen. Noch Mitte der 1970er Jahre haben sich in Deutschland 20.000 Menschen pro Jahr suizidiert. Derzeit hat sich diese Zahl mehr als halbiert, 2006 lag sie erstmals unter 10.000 (vgl. auch Wolfersdorf/Etzersdorfer 2011).

Als eklatante geschlechtsspezifische Konstante gilt, dass sich Männer, und dies gilt weltweit, mehr als doppelt so häufig wie Frauen das Leben nehmen. China ist das einzige Land, in dem die Suizidrate der Frauen höher ist als die der Männer. Und in Indien ist nicht nur die Witwenverbrennung sozial erwünscht, sondern auch die Abtreibung weiblicher Feten sowie der gesellschaftlich eingeforderte Suizid von »unbrauchbaren«, überzähligen Frauen – eine schockierende Realität, wie es auch der Aufsehen erregende Film *Water* (2005) illustriert.

Bei den Suizidversuchen stellt sich die Lage noch brisanter dar: Erfahrungsbasiert wird über alle Altersgruppen und für beide Geschlechter von einem Verhältnis von Suiziden zu Suizidversuchen von 1:10 bzw. 1:30 ausgegangen, das heißt, jährlich unternehmen in Deutschland 100.000 bis 300.000 Menschen einen Suizidversuch. Das Geschlechterverhältnis ist hier – anders als bei den Suiziden – genau umgekehrt: Frauen unternehmen doppelt so häufig Suizidversuche wie Männer.

Das relative Absinken der Suizidzahlen in den letzten Jahren, dessen Ursachen noch hinreichend erforscht werden müssen, ändert folglich nichts an der Brisanz dieses auch gesundheitspolitisch hochrelevanten Themas und der impliziten Notwendigkeit und expliziten Forderung nach adäquaten psychotherapeutischen Behandlungsangeboten. Denn: In der Altersgruppe der 20- bis 40-Jährigen ist der Suizid die zweithäufigste Todesursache. Aber auch ältere Menschen stellen eine stark gefährdete Bevölkerungsgruppe dar, denn mit zunehmendem Alter steigt die Suizidgefährdung von Mann und Frau. Mit dreißig Jahren ist sowohl bei Männern als auch bei Frauen ein erster Suizidgipfel erkennbar, und jede zweite Frau, die sich suizidiert, ist älter als sechzig Jahre.

Die Diskurse über den Suizid, die weit bis in die Antike zurückreichen und an denen sich bis heute nahezu alle Fachdisziplinen beteiligt haben, durchziehen einerseits den Versuch, Verstehens- und Erklärungsmodelle zu entwickeln, andererseits sind sie immer schon von Politisierung, Tabuisierung, Kriminalisierung, Pathologisierung und Mythologisierung durchwirkt (vgl. Gerisch 1998, 2008).

Bereits Georges Minois (1996) zeigte in seiner umfangreichen Untersuchung über die *Geschichte des Selbstmords*, dass in den großen Studien von Philippe Ariès (1982), Michel Vovelle (1973) und vielen anderen über den Tod in der Früh- und Neuzeit ein Thema beharrlich ausgegrenzt wurde: der »freiwillige« Tod – oder der Suizid, wie der wissenschaftlich gebräuchliche Terminus lautet, der in England im 17. Jahrhundert eingeführt wurde.

Die Tabuisierung des Suizids erschließt sich historisch vordergründig aus seiner religiösen und politischen Ächtung, gleichsam aus den klassischen Quellen des Tabus. Aber nicht minder bedeutsam ist die *Unheimlichkeit* des Suizids, eine Konnotation, die sich wie unbemerkt in die Diskurse eingeschlichen hat und sich als wohl wichtigster Grund für seine Ächtung und Tabuisierung erweist.

Wir treffen in der Diskursivierung des Suizids und der Suizidalität auf eine bemerkenswerte Paradoxie: Während suizidales Erleben und Handeln insbesondere in kulturellen Produktionen und modernen Inszenierungen von Klassikern nahezu omnipräsent ist, finden sich konträr zur Allgegenwart dieses Phänomens, wenn man von der kaum mehr überschaubaren Flut an Fachliteratur absieht, im Alltagsbewusstsein der Menschen und in der medialen Öffentlichkeit noch immer Spuren dieser Tabuisierung. Auch die Verwissenschaftlichung des Wortes »Selbstmord« in »Suizid«, um es aus seiner Nähe zum kriminalistisch-moralisierenden Begriff »Mord« herauszulösen, hat daran kaum etwas ändern können.

Quer zum Selbstoptimierungs- und Perfektionierungsstreben in der Spätmoderne ist der Suizid immer assoziiert mit Verzweiflung, Not, Unglück und anderen Seelenzuständen, die in unserer Jagd nach Glück und Zufriedenheit kontraideal sind. Und der Suizid ist – aus welcher Seelenverfassung heraus auch immer geschehen – stets und wie kein anderer Tod eine Anklage, nicht nur an die Welt, sondern auch an die Angehörigen (vor allem an die Eltern, die ja längst »innere Objekte« geworden sind), die Hinterbliebenen und mit dem Suizidanten irgendwie Verbundenen (vgl. Kettner/Gerisch 2004). Der Suizid induziert im anderen stets einen Schock und hinterlässt eine kaum zu tilgende Spur von Schuld, Scham, Wut, Ohnmacht und Verzweiflung.

Ähnliches gilt für die professionellen Kontexte: Denn auch wenn der Suizid *der* Tod in der Psychiatrie ist, wird er aus Angst vor Strafverfolgung durch die Staatsanwaltschaft, die einen Kunstfehler nachweisen könnte, und aus Angst vor Reputationsverlust innerhalb der Fachgemeinschaft eher verhüllt als eingestanden. Dies hat zur Folge, dass es suizidale Patientinnen und Patienten, insbesondere wenn sie ihre Fantasien und Erlebensweisen offen kommunizieren, ungleich schwerer haben, einen ambulanten Therapieplatz zu finden. Es ist die Angst vor dem Suizid als einer *omnipotenten Geste*, die gerade dem mit suizidalen Personen arbeitenden Therapeuten schonungslos vergegenwärtigt, dass all seine Anstrengungen den Tod durch Suizid nicht verhindern können.

Während der philosophische Diskurs primär um Fragen der Normativität kreiste und gute wie schlechte Gründe für den Suizid zu identifizieren versuchte, interpretierte die medizinisch-psychiatrische Betrachtungsweise Mitte des 19. Jahrhunderts den Suizid erstmalig als Ausdruck einer Geisteskrankheit.

Erst mit Sigmund Freuds Konzeptualisierungen eines dynamischen Unbewussten und der Implementierung einer psychoanalytischen Krankheitslehre, die auch den Suizid mit einschloss, wurde ein Paradigmenwechsel eingeläutet, der den Verstehens-

und Erklärungszugang zu suizidalen Phänomenen radikal veränderte. Freud postulierte bereits 1896 im Rahmen der entlang der Hysterie entwickelten Verdrängungslehre, dass ein aktueller Anlass nur dann traumatisch wirke, wenn dieser eine verdrängte, unbewusste Konfliktthematik aktualisiere. Damit führte er eine zentrale Unterscheidung von äußerem Anlass und unbewusster Konfliktthematik ein. Der äußere Anlass, und mag dieser auch noch so geringfügig erscheinen, erhält erst durch diese unbewusste Vernetzung seine ungeheure Wirkkraft.

Mit diesem Theorem unterlief Freud die bis dahin philosophisch grundierte, normativ-konventionelle Argumentation von guten und schlechten Gründen sowie die Überbetonung des Intentionalen und der Marginalisierung unbewusster Motive für den Suizid. Kurz: Von nun an sprechen wir nicht mehr von objektivierbar guten oder schlechten Gründen, sondern diese sind immer schon individuell biografisch kontextualisiert und multideterminiert. Sie reinszenieren sich oftmals mit aller Heftigkeit und Wucht sowie bereits chronifiziert, stumm und diffus im therapeutischen Geschehen.

In der zeitgenössischen Psychoanalyse gilt somit als essenzielle Erkenntnis, dass die Dimension des Unbewussten und das Konzept der Übertragung und Gegenübertragung mit seinen vielschichtigen technischen und therapeutischen Implikationen unverzichtbar für das Verständnis suizidaler Dynamiken und die psychotherapeutische Behandlung suizidaler Patienten ist. Die psychodynamischen Konzeptionen halten inzwischen ein ausgefeiltes Interpretations- und Behandlungsreservoir des suizidalen Erlebens und Handelns bereit, das einerseits ermöglicht, das Ausmaß des Destruktiven zu dechiffrieren und in der Patient-Therapeut-Beziehung konstruktiv nutzbar wie aushaltbar zu machen, und das andererseits und gerade auf diese Weise seine präventive Wirkung entfaltet.

Die klinischen und metatheoretischen Ausführungen im vorliegenden Buch speisen sich im Wesentlichen aus den Erfahrungen mit langjährigen, hochfrequenten psychoanalytischen Behandlungen suizidaler Patientinnen und Patienten sowie aus meiner über zwanzigjährigen Tätigkeit im Therapie-Zentrum für Suizidgefährdete (TZS) am Universitätsklinikum Hamburg-Eppendorf. Mit der Gründung des Hamburger Therapie-Zentrums für Suizidgefährdete durch Professor Paul Götze im Jahre 1990 wurden im Kern zwei Ziele verfolgt: Zum einen sollte das Therapie-Zentrum zu einem Modell für eine effektive ambulante, kurzpsychotherapeutische Alternative zu den bisherigen Behandlungskonzeptionen werden. Und zum anderen sollte es als Forschungseinrichtung diese Konzeption evaluieren und Beiträge zu dem noch immer geringen Wissen über die Psychodynamik der Suizidalität und ihrer Behandlung entwickeln.

Ich danke meinen Kolleginnen und Kollegen, mit denen ich in den letzten zwei Jahrzehnten im Therapie-Zentrum für Suizidgefährdete gearbeitet habe. Und ich danke meinen Patientinnen und Patienten, die mir die Möglichkeit gegeben und das Vertrauen entgegengebracht haben, einen so tiefen Einblick in ihre zuweilen katastrophisch ausgestaltete Innenwelt zu bekommen, um die verästelte Tiefendimension des Suizidalen differenzierter zu verstehen und, im Sinne Freuds Junktim von Forschen und Heilen, auch wissenschaftlich zu ergründen.

Benigna Gerisch

Einführung

Wenn wir an Sigmund Freud und sein Werk denken, das in uns auf sehr lebendige und unhintergehbare Weise nachwirkt sowie untrennbar mit seiner zentralen psychoanalytischen Theorie zur Suizidalität verknüpft ist, dann denken wir dabei vielleicht nur selten an seinen eigenen Tod, der ein Suizid, genauer ein assistierter Suizid war.

Freud erkrankte 1923, im Alter von 67 Jahren, an Gaumen- und Mundhöhlenkrebs. In den 15 Jahren seiner schweren Erkrankung musste er 350-mal seinen Chirurgen konsultieren und zahlreiche Operationen über sich ergehen lassen. Essen und Sprechen, so dürfen wir vermuten, waren von nun an, auch bedingt durch die Kieferprothese, nie mehr schmerzfrei (vgl. Scheerer 2006). Bereits 1924 schrieb Freud zermürbt: »Das Richtige wäre, Arbeit und Verpflichtungen aufzugeben, und in einem stillen Winkel auf das natürliche Ende zu warten […]« (Freud, zitiert nach Gay 1987, S. 510).

Mir geht es hier nicht um den anmaßenden Nachweis einer chronischen Depressivität oder gar Suizidalität im Leben Freuds, auch wenn sich in seinem umfangreichen Briefwechsel – schon vor Beginn der Erkrankung – zahllose Passagen finden lassen, in denen er resigniert, erschöpft und gemütsverdunkelt klingt (vgl. Gerisch 2010). Doch mit der Gewissheit der Krebsdiagnose hatte Freud seinen befreundeten Kollegen Felix Deutsch gebeten, ihm zu helfen, »mit Anstand von dieser Welt zu verschwinden«, falls er zu einem langen Leiden verurteilt sein sollte (vgl. Gay 1987, S. 473). Am Ende, nach endlosen Jahren schmerzvollen Leidens, durchwirkt gleichwohl von einer schier unvorstellbaren wissenschaftlichen Produktivität, war es nicht Felix Deutsch, sondern Freuds Kollege und Leibarzt Max Schur, der ihm helfen sollte, »in Würde zu sterben«. Schur verabreichte ihm eine Injektion von 30 mg Morphium, die am Tage darauf noch zweimal wiederholt wurde. Freud erwachte nicht mehr. Er starb in London am 23. September 1939 um 3 Uhr früh.

Bereits vier Jahrzehnte vor seinem eigenen Tod hatte Freud in einem Brief an Oskar Pfister die Frage erörtert, »was man eines Tages tun würde, wenn die ›Gedanken versagen oder die Worte sich nicht einstellen wollen? Man wird ein Zittern vor dieser Möglichkeit nicht los. Darum habe ich bei aller Ergebung in das Schicksal, die einem ehrlichen Menschen geziemt, doch eine heimliche Bitte, nur kein Siechtum, keine Lähmung der Leistungsfähigkeit durch körperliches Elend. Im Harnisch laß uns sterben, wie König Macbeth sagt‹« (ebd., S. 733).

Freuds eigener, selbstbestimmter Tod verweist ganz unmittelbar auf zwei zentrale Aspekte, die den suizidologischen Diskurs von der Antike bis zur Gegenwart durchziehen. Die schulenübergreifenden philosophischen Kernfragen sind:

1. ob es vernünftig sein könne, dem eigenen Leben ein Ende zu setzen, und
2. ob die Selbsttötung moralisch erlaubt sei (vgl. Wittwer 2004).

Sehen wir davon ab, dass für den antiken Menschen das Leben nicht das kostbarste Gut war, so galt der Suizid zunächst dann als legitim, wenn die leibliche Integrität durch Krankheit und Alter gefährdet erschien; zumindest war dies ein selbstverständliches Element der Anthropologie der Stoa. In diesem Argument schwingt die den Diskurs grundierende normative Unterscheidung eines hohen, respektablen, gut begründeten Suizids mit, der uns im Falle Freuds mit seiner schweren Krebserkrankung sofort überzeugt, und der niederen, lächerlichen Selbsttötung, wenn wir, im Sprung zur Gegenwart, zum Beispiel an den Suizidversuch einer 42-Jährigen als Reaktion auf die Todesnachricht von Michael Jackson denken (vgl. Gerisch 2011).

Konsensuell vertreten die Suizidologen unterschiedlichster theoretischer Ausrichtung gegenwärtig die Position, dass an dem Zustandekommen einer Suizidhandlung verschiedenste Faktoren sowie bewusste und unbewusste Konflikte beteiligt sein können. Aufgrund dieser Komplexität avancierte das Phänomen der Suizidalität zu einem interdisziplinären Forschungsgegenstand, dem sich Philosophen, Mediziner, Psychologen, Psychoanalytiker, Soziologen, Sozial- und Geisteswissenschaftler gleichermaßen gewidmet haben, getragen von dem Versuch, Erklärungsmodelle für die Suizidalität zu entwickeln bzw. pluralistische Perspektivierungen aufzuspannen (vgl. die Literaturübersichten bei Gerisch 1998, 2003; Schmidke 1988). Will man sich der historischen Entwicklung und dem gegenwärtigen Stand der Suizidforschung einigermaßen überschaubar nähern, so gelingt dies am ehesten durch eine kurze Skizzierung der verschiedenen, nicht selten konkurrierenden Positionen, die sich innerhalb dieses Wissenschaftszweiges etabliert haben.

Nachdem seit Ende des 18. bzw. Anfang des 19. Jahrhunderts in der Suizidologie das religiöse und philosophische zugunsten eines medizinisch-psychosozialen Paradigmas verlassen wurde, verhandelte man Suizidalität im Zeitalter der Empfindsamkeit zunehmend im Kontext der psychiatrisch grundierten Melancholiekonzepte, die erstmalig individuelle sowie psychopathologische Ursachen für die »Krankheit zum Tode« (Kierkegaard 1849) betonten.

Die Begründung der Suizidologie fiel im ausgehenden 19. Jahrhundert gleichsam mit der Etablierung der Soziologie als wissenschaftliche Disziplin zusammen (vgl. Ahrens 2004). Die *soziologische* und erste systematische Erforschung des Suizids begann mit dem richtungsweisenden Standardwerk »Le Suicide« 1897 von Émile Durkheim, in dem der Suizid als eine auf die Sozialstruktur einer Gesellschaft bezogene Verhaltensweise interpretiert wurde. Das von Durkheim am Phänomen des Suizids entwickelte Konzept der Anomie basiert auf der These, dass sich bei zunehmender sozialer Integration eines Individuums in eine soziale Gruppe (Familie, Religionsgemeinschaft etc.) die Suizidgefährdung verringere. Auch in den daran anknüpfenden *soziologischen Deutungsansätzen* steht die Sozialstruktur mit ihren immanenten Auswirkungen auf die Individuen als bedingender Faktor des Suizids im Vordergrund der Untersuchungen (vgl. Lindner-Braun 1990).

In den *lerntheoretischen Erklärungsmodellen* (vgl. Linehan 1981;

Schmidke 1988) wird unter anderem die These vertreten, dass Suizidalität als Ausdruck eines dysfunktionalen Verhaltens verstanden werden kann, das durch spezifisch traumatische Kindheitserfahrungen geprägt ist. In Krisensituationen rekurriert der Suizidant auf früh erlernte Bewältigungsstrategien wie autoaggressives Verhalten zur Spannungsreduktion.

Familientherapeutische Konzeptionen der Suizidalität (vgl. Klemann 1983; Rausch 1991) akzentuieren unter besonderer Berücksichtigung der Familienanamnese und der Mehrgenerationenperspektive spezifische interpersonelle Erfahrungen und deren Bewältigung, beispielsweise die Verlust- und Suizidtraditionen innerhalb des Familienverbandes, die als suizidprädisponierend gelten müssten. In der familientherapeutischen Arbeit mit »Suizidfamilien« zeigte sich aus der Sicht einer transgenerationalen Perspektive ein »Trend zum Tode«, der sich auf unverarbeitete frühe Todeserfahrungen in diesen Familien zurückführen ließ. Der unabgeschlossene Trauerprozess führte demnach insbesondere in Konfliktsituationen zu aggressiven Äußerungen bis hin zu Todeswünschen gegenüber den noch Lebenden, zumeist den Kindern. Die Kinder ihrerseits wehrten diese Todesdrohungen zunächst reaktiv mit eigenen Todeswünschen gegen die Eltern ab, verkehrten diese aber schließlich gegen sich selbst, indem sie sich umbrachten oder dies zumindest versuchten (vgl. Sperling 1980).

In der *epidemiologischen Forschung* werden Häufigkeiten suizidalen Verhaltens in verschiedenen Gesellschaftsformen, Ländern, Kulturen, Populationen etc. erfasst, spezifische Risikogruppen identifiziert und der Verlauf von Suizid- und Suizidversuchsraten systematisiert. Das Suizidrisiko, so ein wichtiger Befund, ist bei allen psychiatrischen Erkrankungen, insbesondere bei Depressionen, bipolaren Störungen und den klassischen Psychosen wie der Schizophrenie, deutlich erhöht. Auch Suchterkrankte gelten als besonders gefährdet. Vergleichbares gilt aber auch für Persönlichkeitsstörungen mit narzisstischen und borderlinetypischen Akzentuierungen, für die Essstörungen mit ihren verschiedenen Ausgestaltungen und für schwer traumatisierte Patientinnen und Patienten, bei denen sich häufig sexuelle Missbrauchs- sowie psychische und physische Gewalterfahrungen suizidprädisponierend auswirken können.

Seit den 1970er Jahren gewann auch die überwiegend neurobiochemisch orientierte *biologische Suizidforschung* erneut an Bedeutung. Hier finden sich psychophysiologische Untersuchungsansätze, Studien mit bildgebenden Verfahren zur Unterscheidung suizidaler und nichtsuizidaler Depressiver sowie im Rahmen von Zwillingsstudien genetisch-erbbiologische Fragestellungen (vgl. Wolfersdorf/Straub 1994). In diesem Kontext wird die These einer genetischen Disposition des Individuums für Impulskontrollstörungen diskutiert. So wird unter anderem davon ausgegangen, dass ein Serotonindefizit die Ursache für spezifische Impulskontrollverluste suizidaler Personen ist (vgl. Wolfersdorf 1994).

Thomas Bronisch (1995) kommt zu dem Schluss, dass eine biologische Disposition zur Impulsivität und Aggressivität zwar als gesichert gelten könne, diese aber nicht spezifisch für suizidale Patienten sei. Der Autor fasst die Ergebnisse der biologischen Forschung dahingehend zusammen, dass es eine biologische Disposition im Sinne der Vererbung von Suizidalität nicht gebe – anders als dies manche amerikanische Psychiater behaupten, die unermüdlich nach dem Suizidgen forschen –, wohl aber eine erhebliche familiäre Belastung mit psychiatrischen Störungen bei Personen mit Suizid und Suizidversuch.

In den frühen *psychodynamisch-psychoanalytischen* Konzeptionen finden sich Ansätze, kausale Krankheitsmodelle (Ätiopathogenese) der Suizidalität durch die Analyse der intrapsychischen Dynamik des Einzelnen zu entwerfen (vgl. auch Gaupp 1905; Gruhle 1940). Führende Vertreter der psychoanalytischen Richtung sind fraglos Sigmund Freud (1916–17) und Karl Abraham (1924) mit der *triebdynamisch orientierten Melancholie-Aggressions-Theorie*, nach der der Suizid als Mord am introjizierten Objekt begriffen wird. Karl Menninger (1938) gilt als enthusiastischer Vertreter der Todestriebtheorie und formulierte die These, dass der Suizid als die extremste Manifestation des Todestriebs im Sinne eines Sieges des Thanatos über den Eros zu interpretieren sei.

In den *medizinisch-psychiatrischen* und *deskriptiv-psychodynamischen* Erklärungsversuchen stehen, neben der Identifikation von persönlichkeitsspezifischen Merkmalen, die Beschreibung präsuizidaler Entwicklungen im Vordergrund der Betrachtung.

Dazu gehören das »präsuizidale Syndrom« (Ringel 1953), »Stadien der suizidalen Entwicklung« (Pöldinger 1968), Krisenabläufe (Cullberg 1978; Farberow/Shneidmann 1961), die Beschreibung der Motivstruktur bzw. phänomenologische Strukturanalysen (vgl. zusammenfassend Gerisch 1998) sowie die Beschreibung psychodynamisch-psychopathologischer Abläufe bei verschiedenen psychiatrischen Grunderkrankungen (z.B. bei Schizophrenien, Depressionen).

Mit der phänomenologischen Typologisierung des Suizidversuchs – insbesondere vertreten von Stengel (1964), Linden (1969) und Feuerlein (1971) – ergab sich vorerst ein relativ vollständiges Bild der Motivstruktur der Suizidhandlung. Demgemäß wäre die Suizidhandlung Ausdruck der nachfolgenden, unterschiedlich ausgeprägten Tendenzen: Aggression und/oder Autoaggression, Appell und/oder Flucht sowie dem Wunsch nach Zäsur einschließlich der Hoffnung auf eine passive Konfliktbewältigung. Die Bedeutung der Appellfunktion ist mit Jürgen Kind (1992) noch um den Aspekt der Objektsicherung und Objektänderung präzisierend zu ergänzen. Fasst man die Ansätze von Freud (1916–17), Menninger (1938) sowie der psychodynamischen Strukturanalysen zusammen, dann ergibt sich die nachfolgende Sammlung unbewusster, vorbewusster und bewusster Motive und Fantasien, die der Suizidhandlung immanent sein können (vgl. Gerisch 1998; Henseler 1984):

- Tötung eines internalisierten Objektes,
- Autoaggression,
- blinde Abfuhr aggressiver Spannungen (Katharsis),
- Rache und Vergeltung,
- Selbstbestrafungstendenzen infolge unbewusster Schuldgefühle,
- Bestrafung und Sühne im Sinne der Wiedergutmachung,
- die Omnipotenzfantasie, »Herr der Lage« zu sein,
- ein gegen das Selbst gewendeter Mord,
- Wiedervereinigung mit einem Verstorbenen oder Geliebten,
- Wunsch nach Wiedergeburt, Rettung und Neuanfang,
- faktische Realisierung eines emotional schon eingetretenen Zustandes, nämlich psychisch »tot« zu sein,
- Wunsch nach Rückkehr in die Kindheit,

- Wunsch nach Flucht und Pause,
- Wunsch nach Kontrolle und Macht,
- Wunsch, zu töten und zu bestrafen,
- masochistische Unterwerfung.

In der nachfolgenden Zusammenfassung der psychodynamischen Erklärungsmodelle zur Suizidalität wird deutlich, dass es neben einer Fülle verschiedenster unsystematischer Konzeptionen im Wesentlichen das triebdynamische Aggressions-Depressions-Modell von Sigmund Freud und Karl Abraham (mit Einschränkungen auch die Todestriebtheorien), die Narzissmustheorie von Heinz Henseler, der objektbeziehungstheoretische Ansatz von Jürgen Kind sowie kleinianische und postkleinianische Konzeptualisierungen sind, die als klinisch relevante und umfassendere psychoanalytische Theoriemodelle der Suizidalität gelten können. In dem historischen Abriss der Suizidmodelle spiegelt sich auch die ausdifferenzierte Entwicklung der psychoanalytischen Theoriebildung vom triebdynamischen zum komplex und pluralistisch determinierten objektbeziehungstheoretischen Ansatz wider.

Heinz Henseler (1984) und Christian Reimer (Henseler/Reimer 1981) gehen in Anknüpfung an Freud davon aus, dass die primäre Problematik der zum Suizid neigenden Person nicht ein Aggressionskonflikt, sondern eine *narzisstische Störung* ist. Jürgen Kind (1992) hat ein objektbeziehungstheoretisches Entwicklungsmodell der Suizidalität vorgelegt, in dem er die komplexen interaktionellen Bedeutungen der Suizidhandlung in ihrer intrapsychischen und intersubjektiven Dimension zu konzeptualisieren versucht. Die kleinianischen und modernen postkleinianischen Ansätze, die nicht als ätiopathogenetische (krankheitsursächliche) Erklärungsmodelle der Suizidalität im strengen Sinne gelten können, fokussieren auf das psychische Erleben in seinem Oszillieren zwischen der paranoid-schizoiden und der depressiven Position und akzentuieren die bei suizidalen Menschen häufig ausgeprägte Intoleranz gegenüber Trennung und Getrenntheit.

In diesen Ansätzen wird Suizidalität als Ausdruck einer fundamentalen oder passageren Symbolisierungsstörung untersucht und als Manifestation des variantenreichen Todestriebs sowie als Versuch interpretiert, die guten inneren Objekte durch die radikale Selbstvernichtung zu schützen.

Wichtige Beiträge stammen ferner von psychoanalytischen Adoleszenztheoretiken, die zum Teil sehr differenzierte Erklärungs- und Behandlungsmodelle zum Suizidverhalten Jugendlicher formuliert und geschlechtsspezifische Unterschiede akzentuiert sowie die eminente Bedeutung des Körpers als Projektionsfläche destruktiver Impulse im Kontext des konfliktreichen Loslösungs- und Individuationsprozesses herausgearbeitet haben (vgl. Berger 1987, 1988, 1989, 1999, 2000; Laufer 1995; Laufer/Laufer 1984; Novick/Novick 1996).

Auch wenn gemeinhin immer wieder betont wird, dass Suizidalität ein multifaktoriell bedingtes Phänomen sei, das nur in einem biologischen, sozialen, psychologischen und existenziellen Bedingungsgefüge des Individuums interpretiert werden könne (vgl. Bronisch 1995), so zeichnet sich bereits seit Längerem eine deutliche Entfernung von ätiopathogenetisch-psychoanalytischen Modellen ab – die als obsolet verworfen oder kaum mehr rezipiert werden –, und zwar hin zu einer epidemiologischen und medizinisch-psychiatrischen Ausrichtung, wie es in der Schwerpunktsetzung im »Kompetenznetz Depression« besonders plastisch zum Ausdruck kommt.

Demgegenüber bedeutet eine psychoanalytische Konzeptualisierung von Suizidalität, dass diese im Kontext einer kontinuierlichen Analyse des Übertragungs- und Gegenübertragungsprozesses im Sinne der Reaktivierung spezifischer frühkindlicher Selbst- und Objekterfahrungen in der Therapeut-Patient-Beziehung theoretisch verankert und klinisch verstanden wie auch bearbeitet werden kann. Psychodynamische und psychoanalytische Psychotherapie mit Suizidgefährdeten impliziert dann nicht nur die Bewusstmachung individuell geprägter, unbewusster, konflikthafter Objektbeziehungsszenarien, sondern sie bietet durch ihr stabiles und kontinuierliches Setting auch die Möglichkeit, neue Beziehungserfahrungen zu erleben und günstigenfalls strukturell integrieren zu können. Auf der Basis der leitenden Annahme, dass ein zentraler Aspekt für die Behandlung Suizidgefährdeter die beständige Analyse der Übertragungs- und Gegenübertragungsgefühle darstellt, muss dieses ausgefeilte technische Behandlungskonzept nicht nur in der psychodynamischen Psychotherapie, sondern generell in der Behandlung und Erforschung von Suizidalität berücksichtigt werden (vgl. Gerisch 2003; Lindner/Gerisch 1997).

Zur frühen Geschichte psychoanalytischer Konzeptionen der Suizidalität

Ein Blick zurück auf die Antike zeigt, dass sich die Motive und Auslöser des Menschen, sich das Leben zu nehmen, nicht gewandelt haben. Bis heute treffen wir auch im klinischen Alltag gleichsam auf universell-anthropologische Grundmuster. Warum wollen Menschen nicht mehr leben? Sie geben unerträgliche Kränkungen an, unaushaltbare Trennungen und Verluste, Krankheit, Einsamkeit und Isolation, Erlebenszustände, die von heftigen Affekten und Emotionen wie Scham, Eifersucht, Neid, Hass, Groll, Verzweiflung begleitet sein können.

Historisch betrachtet, sind Unterschiede also zunächst nicht in den Motivnennungen auszumachen, wohl aber in den Begründungsfiguren: Abgesehen von den philosophischen Argumentationsfacetten, die in normativ-konventionellen Standards verhaftet blieben, sind die mythologischen Plausibilisierungsstrategien monokausal und rein deskriptiv, ein Narrativ, welches Wissen durch die Erzählung und nicht durch die Interpretation derselben generiert. Der Affekt zum Beispiel der Scham, als eines suizidmotivierenden Auslösers, wurde weder histobiografisch noch individuell kontextualisiert, sondern gleichgesetzt mit der Ursache als »zwingender« Konsequenz und war damit eo ipso *die* unhinterfragte Erklärung *und* Begründung (vgl. Gerisch 2011).

Erst durch Sigmund Freuds Begründung einer psychoanalytischen Metapsychologie, die im Kern auf der Annahme eines dynamischen Unbewussten und der intrapsychischen Konflikthaftigkeit des Menschen basiert, wurde ein Paradigmenwechsel eingeläutet, der den Verstehens- und Erklärungszugang zu suizidalen Phänomenen radikal veränderte. Freud postulierte bereits 1896 im Rahmen der entlang der Hysterie entwickelten Verdrängungslehre, dass ein aktueller Anlass nur dann traumatisch wirke, wenn dieser eine verdrängte, unbewusste Konfliktthematik aktualisiere. In einem Vergleich der Hysterie mit dem Suizidversuch präzisierte er:

> »Nicht die letzte, an sich minimale Kränkung ist es, die den Weinkrampf, den Ausbruch von Verzweiflung, den Selbstmordversuch erzeugt, mit Mißachtung des Satzes von der Proportionalität des Effekts und der Ursache, sondern diese kleine aktuelle Kränkung hat die Erinnerungen so vieler und intensiverer früherer Kränkungen geweckt und zur Wirkung gebracht, hinter denen allen noch die Erinnerung an eine schwere, nie verwundene Kränkung im Kindesalter steckt« (Freud 1896, S. 454).

Hinweise auf das Phänomen der Suizidalität, insbesondere im Kontext von Fallgeschichten, durchziehen das gesamte Werk Freuds (vgl. Freud 1896, 1901, 1905b, 1909, 1920, 1923). Ätiopathogenetisch ausgearbeitet ist es zum Beispiel in seinem berühmten Fall der »Dora« (1905b) und in seiner Arbeit *Über die Psychogenese eines Falles von weiblicher Homosexualität* (1920) (zur kritischen Diskussion vgl. Gerisch 1998).

Nach 1900 lassen sich bei Freud vier Haupttheoreme ausmachen, die einen Bogen spannen vom topografischen zum ersten triebtheoretischen Modell, über den narzisstischen Typus der Objektwahl hin zum Todestrieb (vgl. Etzersdorfer 1998).

Die erste psychoanalytische Fachdiskussion über den Suizid begann im Jahre 1910 mit dem »Symposium über Selbstmord«, das von Freud anlässlich eines Schülerselbstmords in Wien einberufen worden war. An der Tagung, die von Freud (Freud 1910, S. 61ff.) eingeführt wurde, beteiligten sich unter anderem Alfred Adler, Wilhelm Stekel und Ernst Federn (vgl. Federn 1929). Von den Diskutanten wurden wichtige Thesen aufgeworfen – die später im Freud'schen Depressionsmodell Eingang fanden –, aber es gelang noch keine systematische Konzeption des Suizidproblems.

Die Persönlichkeit des Suizidanten wurde ganz allgemein als »nervöser Charakter« beschrieben, und es wurde ein konstitutionell stark ausgeprägter Aggressionstrieb als Bedingung für den Suizid angenommen. Während Adler insbesondere die Bedeutung sozialer Faktoren akzentuierte, betonten andere die Suizidneigung als Ausdruck eines Tötungswunsches im Sinne einer Rache- und Mordtendenz, die einer anderen Person gilt. Wilhelm Stekel schrieb 1910: »Niemand tötet sich selbst, der nicht auch andere töten wollte oder zum mindesten einem anderen den Tod gewünscht hatte« (zitiert nach Federn 1929, S. 340). Darüber hinaus wurde das Fehlen zwischenmenschlicher Beziehungen als ein ursächlicher Faktor des Suizids akzentuiert. Isidor Sadger formulierte ebenfalls 1910: »Das Leben gibt nur jener auf, der Liebe zu erhoffen aufgeben mußte« (zitiert nach Federn 1929, S. 339).

Im Schlusswort der »Selbstmord-Diskussion« erwähnte Freud noch einmal die unbeantwortete Ausgangsfrage, nämlich ob die Überwindung des Lebenstriebes das Resultat enttäuschter Libido sei »oder ob es einen Verzicht des Ichs auf seine Behauptung aus eigenen Ich-Motiven gibt« (Freud 1910, S. 64).

Schon damals vermutete Freud, dass ein Vergleich der Melancholie mit dem Affekt der Trauer den psychodynamischen Zugang zum »Selbstmordproblem« eröffnen würde, das er erst 1917 in seiner Arbeit *Trauer und Melancholie* wieder aufgriff, die als einzige systematische Darstellung Freuds zur Psychodynamik der Suizidhandlung gilt.

Das Melancholiemodell der Suizidalität

Die in der Suizidologie als klassisch psychoanalytisches Erklärungsmodell rezipierte Suizidtheorie wurde von Freud (1916–17) und Abraham (1912, 1924) entwickelt. Die Freud-Abraham'sche, vorwiegend triebdynamisch orientierte Aggressionstheorie der Suizidalität im Rahmen des Melancholiemodells sieht im Suizid die letzte Konsequenz depressiven Reagierens. Der zentrale Unterschied zwischen der Trauer und der Melancholie besteht in folgendem Phänomen: »Bei der Trauer ist die Welt arm und leer geworden, bei der Melancholie ist es das Ich selbst« (Freud 1916–17, S. 432).

Karl Abraham hatte in seiner 1912 erschienenen Arbeit in einem Vergleich der Zwangsneurose und der manisch-depressiven Erkrankungen auf den gemeinsamen, bei der Depression gleichwohl ausgeprägteren Ambivalenzkonflikt widerstreitender Tendenzen von Liebe und Hass als zentrales Moment dieser Störungen verwiesen. Der bei der Melancholie ursprünglich objektgerichtete und nun gegen das Ich gewendete Sadismus einerseits und der ausgeprägte Ambivalenzkonflikt und Narzissmus andererseits veranlassten ihn zu der Annahme einer prägenitalen Fixierung, die er 1916 – noch undifferenziert – als orale Störung zusammenfasste. Freud (1916–17) ergänzte diesen Entwurf durch die zentrale These, dass der durch einen Objektverlust induzierte Ich-Verlust und freigelegte Ambivalenzkonflikt eine regressive Abwehr im Sinne der Objektintrojektion bzw. Inkorporation bewirkt. Darüber hinaus zeigte Freud, wie durch diesen Introjektionsvorgang an die Stelle des Kampfes zwischen Ich und Objekt ein Konflikt zwischen Ich und »kritischer Instanz« bzw. Über-Ich tritt.

Die volle Entfaltung des melancholischen Syndroms, das von einer ausgeprägten Affektverstimmung und dem Verlust der Selbstachtung begleitet wird, ist somit an die Voraussetzung eines disponierenden und eines auslösenden Faktors gebunden: Als psychische Disposition des Melancholikers wird eine »primäre narzisstische Wunde« (Abraham 1924) angenommen, die – vor Bewältigung der ödipalen Phase – im Erleben des Kindes durch eine enttäuschende und versagende Mutter verursacht wurde und sich als basale »Urverstimmung« (ebd.) niederschlägt. Diese begünstigt sowohl eine ausgeprägte Ambivalenz von Liebe und Hass gegenüber den Objekten als auch die Tendenz zu einer narzisstischen Objektwahl.

Vor dem Hintergrund seiner weiteren Differenzierung der Libidoorganisationsstufen konstatierte Abraham (1924) nicht mehr nur eine orale, sondern eine oral-sadistische Fixierung. Die Objektwahl auf narzisstischer Grundlage manifestiert sich einerseits in einer starken Fixierung auf das Liebesobjekt und andererseits in einer geringen Resistenz der Objektbesetzungen. Als auslösende Ursache wirkt ein realer oder auch nur durch Enttäuschungen, Kränkungen oder Zurückweisungen fantasierter Objektverlust, der als traumatische »Wiederholung der primären Liebesenttäuschung« erlebt wird. Der Objektverlust wird, so Abraham, nicht selten – durch eine fantasierte sadistische Vernichtung oder anale Ausstoßung – als selbst verschuldet erlebt und offenbart den immer schon bestehenden konstitutionellen Ambivalenzkonflikt.

Auf diesen Objektverlust reagiert der zur Melancholie Prädisponierte mit einer »Welle des Hasses« (ebd.), die abgewehrt werden muss, weil das Objekt geliebt und gerade aufgrund des Ambivalenzkonflikts als unverzichtbar erlebt wird. Der Abwehrvorgang ist durch eine Regression vom Stadium der Objektwahl bzw. Objektbesetzung zum primären Narzissmus gekennzeichnet: Es kommt zu einer narzisstischen Identifikation mit dem Objekt, die es ermöglicht, dass das Objekt trotz des bestehenden Konflikts nicht aufgegeben werden muss.

Dieser regressive, intrapsychische Vorgang geht mit der körpernahen oral-kannibalistischen Fantasie einher, sich das verlorene Objekt durch Inkorporation einzuverleiben. Gerade das klassische Symptom der Nahrungsverweigerung bei Depressiven sei zweifach determiniert: Einerseits verweise es auf die als schuldhaft erlebte sadistisch-kannibalistische Einverleibung des Objekts und andererseits auf den selbstzerstörenden und -bestrafenden Versuch der »Wiedergutmachung«: Denn die Verweigerung der Nahrung könne zugleich als Ausdruck einer Suizidtendenz interpretiert werden. Während sich die liebende bzw. objektbewahrende Seite des Ambivalenzkonflikts in der regressiven Identifizierung dokumentiert, so ist die objektzerstörende Seite an das Stadium des Sadismus gebunden: Der Hass wird auf das zerstörte äußere Objekt projiziert und dann reintrojiziert, wodurch das introjizierte Objekt – wie Abraham ergänzt – zu einem feindlichen wird und den Hass gegen das eigene Selbst auslöst.

Erst dieser, vom Affekt der Reue und des Schuldgefühls begleitete Sadismus, der sich bei drohendem Objektverlust gegen das vom Ich introjizierte Objekt wendet, erklärt nach Freud das »Rätsel der Selbstmordneigung«:

> »Wir wußten zwar längst, daß kein Neurotiker Selbstmordabsichten verspürt, der solche nicht von einem Mordimpuls gegen andere auf sich zurückwendet, aber es blieb unverständlich, durch welches Kräftespiel eine solche Absicht sich zur Tat durchsetzen kann. Nun lehrt uns die Analyse der Melancholie, daß das Ich sich nur dann töten kann, wenn

> es durch die Rückkehr der Objektbesetzung sich selbst wie ein Objekt behandeln kann, wenn es die Feindseligkeit gegen sich richten darf, die einem Objekt gilt, und die die ursprüngliche Reaktion des Ichs gegen die Objekte der Außenwelt vertritt« (Freud 1916–17, S. 438f.).

Und ferner, so formuliert Freud, erlangt das Objekt im Suizid, obwohl es durch die narzisstische Identifikation aufgehoben wurde, letztlich seine Macht über das Ich zurück: »In den zwei entgegengesetzten Situationen der äußersten Verliebtheit und des Selbstmordes wird das Ich, wenn auch auf gänzlich verschiedenen Wegen, vom Objekt überwältigt« (S. 439).

Die Todestriebtheorie der Suizidalität

Nach Einführung des ersten psychodynamischen Entwurfs zum Suizidproblem durch Sigmund Freud und Karl Abraham waren die Bedeutungen von Aggression und Aggressionsumkehr als zentrale Bedingungen der suizidalen Handlung auch innerhalb der psychoanalytischen Gemeinschaft unumstritten. Als Freud vier Jahre später in seiner Arbeit *Jenseits des Lustprinzips* (1920b) die Todestriebhypothese (vgl. auch Freud 1923, 1924, 1930, 1940) entwickelte und die ursprüngliche »Selbstmordthese« dort zu integrieren bemüht war, spaltete sich die psychoanalytische Gesellschaft in Anhänger und Gegner der Todestriebtheorie.

Mit Einführung des Todestriebs begründete Freud seine zweite dualistische Triebtheorie, indem er die Ich- und Sexualtriebe im Lebenstrieb (»Eros«) zusammenfasste und ihnen den Todestrieb (»Thanatos«) gegenüberstellte. Die Aggression wurde nach dieser Konzeption folglich nicht mehr den Ich-Trieben zugeordnet. Freud ging jedoch nicht dazu über, die antagonistischen Triebe den verschiedenen Instanzen zuzuordnen, sondern er nahm an, dass diese überall anzutreffen sind und sich in legierter Form sowohl in den Ich-Trieben als auch in den Objekttrieben finden.

Das Ziel des Todestriebs ist sein Streben nach vollständiger Aufhebung der Spannung und die Rückführung des Lebewesens in einen anorganischen Zustand (vgl. Freud 1940, S. 71f.).

> »Mit etwas Aufwand von Spekulation sind wir nämlich zu der Auffassung gelangt, daß dieser Trieb innerhalb jedes lebenden Wesens arbeitet und dann das Bestreben hat, es zum Zerfall zu bringen, das Leben zum Zustand der unbelebten Materie zurückzuführen« (Freud 1933a, S. 22).

Freud nahm also an, dass der Todestrieb einerseits Ausdruck des Drangs und aktiven Willens ist, den Körper dem Tode zuzuführen. Während mit dem Begriff des Eros die Gesamtheit der Triebe gemeint ist, die sowohl der Arterhaltung als auch der Aufrechterhaltung der individuellen Existenz dienen, umfasst der Todestriebbegriff andererseits nicht allein die aggressiven Momente, sondern auch die Aspekte der menschlichen Sexualität, deren gemeinsames Ziel ebenfalls die vollständige Aufhebung der Spannung und letztlich die Rückführung in einen anorganischen Zustand ist. Freud (1940) ging davon aus, dass der Todestrieb in jedem Menschen biologisch verankert ist und sich von Anbeginn mit den Lebenstrieben im Kampf befindet. Gleichwohl offenbart sich der im Innern stumm agierende Todestrieb erst im nach außen gewendeten Destruktionstrieb – primär im Dienste der Existenzsicherung – oder in der gegen das Selbst gewendeten Autoaggression (ebd., S. 71f.).

Je nach ihren Mischungs-, Entmischungs- und Neutralisierungsverhältnissen der antagonistischen Urtriebe bringt der Todestrieb unterschiedliche Phänomene hervor. Während im Mord eine aktive Ausprägung des Todestriebs gesehen wird, ist der Suizid dessen passive und extremste Manifestation, verursacht durch eine regressive Entmischung libidinöser und aggressiv-destruktiver Energien.

Freud gelangte durch seine Frage »Wie kommt es nun, daß bei der Melancholie das Über-Ich zu einer Art Sammelstätte der Todestriebe werden kann?« (ebd., S. 283) zu der vorläufigen Hypothese, dass »je mehr ein Mensch seine Aggression meistert, desto mehr steigert sich die Aggressionsneigung seines Ideals gegen sein Ich« (ebd., S. 285). Die Ursache für diesen Vorgang erklärte sich Freud mit der Annahme, dass der Kern des Über-Ichs zunächst durch die frühen regressiven Identifizierungen entsteht und eng mit dem Ödipuskomplex verwoben ist. Dieser Identifikationsprozess geht einher mit der Sublimierung der erotischen Komponente. Durch diese Desexualisierung gelingt es nicht mehr, die gleichzeitig bestehende Destruktion zu binden. Während die sublimierte Libido im Ich verbleibt, wird die frei gewordene Aggression im Ich-Ideal (Über-Ich) gebunden und erzeugt so den grausamen Zug des Über-Ichs.

In *Das ökonomische Problem des Masochismus* griff Freud (1924) die den Suizid begünstigende Triebentmischung noch einmal auf, indem er die Rückwendung des Sadismus gegen die eigene Person als Folge der kulturellen Triebunterdrückung begreift. Der so durch Triebverzicht entstehende universelle moralische Masochismus gilt als klassisches Beispiel der Triebvermischung von libidinösen und aggressiven Triebregungen. Aus diesem Grunde, so folgerte Freud, kann auch die Selbstzerstörung nicht ohne libidinöse Befriedigung erfolgen, weil sich im gegen das Selbst gewendeten Sadismus neben der Destruktionsneigung immer auch eine erotische Komponente befindet (ebd., S. 382f.).

Karl Menninger (1938) knüpfte an die Thesen Freuds an und sah im Suizid die extremste Manifestation des Todestriebs als eines Siegs des Thanatos über den Eros. In seiner Studie *Man Against Himself* beschreibt er eine Vielfalt von Verhaltensweisen, die als direkte oder indirekte Äußerungsform des gegen das Selbst gerichteten Todestriebs verstanden werden: Hierzu zählen unter anderem die Trunksucht, die Askese, das Märtyrertum und asoziales Verhalten als chronischer Suizid sowie Selbstverstümmelungen, Operationssucht, eigens herbeigeführte Unfälle etc. als fokaler bzw. partieller Suizid. Letztlich seien auch bestimmte Organerkrankungen Ausdruck des Selbstzerstörungstriebs und eines psychischen Konflikts.

Menninger postuliert, dass bei allen Formen des chronischen, fokalen und organischen Suizids drei gemeinsame Elemente im Sinne von Motiven erkennbar sind: aggressive, selbstbestrafende und auf »perverse und unangenehme Art« erotische (ebd., S. 383). Im Rekurs auf Freuds Todestriebtheorie gelangt Menninger zu der zentralen These, dass der Suizid Ausdruck dreier Tendenzen ist: des Wunsches, zu töten, des Wunsches, getötet zu werden, und des Wunsches, tot zu sein.

Weiterentwicklung psychoanalytischer Erklärungsmodelle der Suizidalität

Die Narzissmustheorie

In der Interpretation des suizidalen Erlebens und Verhaltens auf der theoretischen Grundlage der Narzissmustheorie, zunächst der Selbstpsychologie (vgl. Kohut 1971), ging Heinz Henseler (1984, 1975, 1980, 1981, 1981a) von der psychotherapeutischen Erfahrung aus, dass spezifische Phänomene der Suizidalität mit der Freud-Abraham'schen Aggressions-Depressions-Theorie nicht hinreichend erklärt werden konnten. Gemeint sind zum Beispiel die Diskrepanz zwischen dem Wissen um die Realität des Todes und den Todesfantasien, die Spezifität des Aggressionskonflikts, die Ambivalenz von Objektzerstörung und -rettung, die realitätsferne Art der Selbsteinschätzung der Suizidanten sowie auffallende Konflikte im zwischenmenschlichen Bereich.

In Anknüpfung an den Gedanken Freuds (1914, 1916–17), der von einer narzisstischen Objektwahl des Depressiven spricht, präzisiert Henseler das Freud-Abraham'sche Modell dahingehend, dass die primäre Problematik des zum Suizid neigenden Menschen nicht ein Aggressionskonflikt, sondern eine narzisstische Störung ist. Die narzisstische Problematik manifestiert sich unter anderem in einem widersprüchlichen Selbsterleben:

- mit einem Oszillieren zwischen ausgeprägten Minderwertigkeitsgefühlen und unrealistischen Größenfantasien,
- in einem realitätsfernen, hoch gespannten Ich-Ideal und einem rigiden Über-Ich,
- in einer Lockerung der Realitätskontrolle und gleichzeitiger Unfähigkeit, mit aggressiven Impulsen umzugehen,

die sich sowohl in Aggressionshemmungen als auch in als vernichtend erlebten Wutausbrüchen dokumentieren.

Die zwischenmenschlichen Kontakte sind entweder nur flüchtig und selten dauerhaft oder aber erweisen sich als überaus störanfällig, denn die für Suizidanten so charakteristischen narzisstischen Objektbeziehungen dienen häufig der Kompensation eigener narzisstischer Defekte. Die Partner werden überwiegend als Selbstobjekte funktionalisiert und entweder hochgradig idealisiert oder aber bei minimalen Kränkungen rasch entwertet. Nicht selten etabliert sich ein quälender sadomasochistischer Machtkampf.

Diese spezifische Interaktion stellt sich auch in der Therapeut-Patient-Beziehung her, in der es zu spontanen idealisierten Übertragungen kommt, die nicht selten, aus Angst vor Kränkungen und Enttäuschungen, in eine aggressive Entwertung umschlagen kann. Häufig kommt es schon bei geringfügigsten Anlässen zum plötzlichen Abbruch der therapeutischen Beziehung.

Der Suizidant, so Henselers zentrale These, erlebt eine Kränkung oder einen Objektverlust deshalb als so bedrohlich, weil der andere als Selbstobjekt vorwiegend zur Aufrechterhaltung der Homöostase des narzisstischen Regulationssystems dient. Henseler (1981) präzisierte diese Annahme später – vor dem Hintergrund der Kernberg'schen Kritik an Heinz Kohut – anhand der These, dass das (gestörte) narzisstische System als ein Abwehrsystem gegen bestimmte frühe Objektbeziehungsstörungen zu verstehen ist.

Nach diesem Verständnis bedeutet eine Kränkung oder Ähnliches immer auch eine Wiederbelebung traumatischer Erfahrungen in frühen Objektbeziehungen. Nach Henseler kommt es dann zu einer Suizidhandlung, wenn es dem Betroffenen durch Abwehrmaßnahmen wie Realitätsverleugnung und Selbstidealisierung nicht ausreichend gelingt, sein labiles Selbstgefühl zu stabilisieren. Aufgrund der als unverzichtbar erlebten Objektbeziehung wird die Suizidhandlung nicht nur als Tötung des Objekts im Subjekt verstanden, sondern zugleich als Objektrettung und Bewahrung des Selbstwertgefühls im Sinne des Agierens der genetisch noch früheren Fantasie vom Rückzug in einen harmonischen Primärzustand. Das Überwiegen sogenannter »weicher

Methoden« korrespondiert, im Kontrast zu der Angst vor dem Sterben, mit antizipierten Todesvorstellungen nach dem Suizid, die um Fantasien von Wärme, Ruhe und Geborgenheit kreisen. Die Suizidhandlung dient der Abwehr einer narzisstischen Katastrophe und ist zugleich eine Konfliktlösung, indem der Gefahr, einer vernichtend fantasierten Situation passiv und hilflos ausgeliefert zu sein, aktiv zuvorgekommen wird. Folglich haftet der Suizidhandlung »eine Mischung aus realer Lebensgefahr und irrealer Gefahrlosigkeit, aus Furcht und Zuversicht, aus Resignation und Triumph, aus totaler Vereinsamung und vollkommener Kommunikation an« (Henseler 1984, S. 90).

Henseler (1984) und daran anknüpfend auch Christian Reimer (vgl. Henseler/Reimer 1981) konzeptualisieren demnach die suizidale Handlung als Endpunkt einer narzisstischen Krise und den Suizidanten selbst als einen narzisstisch labilen Menschen.

Darüber hinaus differenzierte Henseler in seiner theoriegeleiteten Studie an fünfzig Suizidpatienten narzisstische Konflikte von Suizidanten analog der drei Phasen der infantilen Sexualentwicklung nach Freud:

- Konflikte in Bezug auf die psychosexuelle Identität (phallisch),
- auf Wert und Macht (anal-sadistisch) und
- auf das Akzeptiertsein schlechthin (oral).

Diese genetisch orientierte Zuordnung von Konfliktthemen folgt der These, dass die Entwicklung des narzisstischen Systems nicht unabhängig von der psychosexuellen Entwicklung verläuft.

Henseler (1984) geht indes nicht davon aus, dass jeder Suizidant eine narzisstische Störung aufweise, und betont, dass die Suizidhandlung nur eine mögliche Reaktionsform darstelle, um einer drohenden narzisstischen Katastrophe aktiv zuvorzukommen. Er versteht aber seine Modellvorstellungen als eine zentrale Ergänzung und Erweiterung zu bestehenden Suizidtheorien und betont insbesondere die klinisch-therapeutische Relevanz seiner Hypothesen. Neben der Suche nach dem auslösenden, häufig unbewussten narzisstischen Konflikt der suizidalen Krise gilt es in der therapeutischen Beziehung zu berücksichtigen, dass der Suizidant hochgradig kränkbar ist und zu spezifischen, vor allem narzisstischen Übertragungsmodi neigt, mit spontanen

Idealisierungen einerseits und der Gefahr der Kränkbarkeit und der Entwertung des Behandlers andererseits (vgl. auch Dammann/Gerisch 2005).

Ich möchte ein Beispiel für dieses Zusammenspiel der narzisstischen Kränkung als Auslöser der suizidalen Krise und der damit untrennbar verbundenen aggressiven Konflikte geben. Hier kommt der rasante Wechsel von fremd- in autoaggressive Impulse, die sich gleichermaßen gegen das enttäuschende Introjekt wie aber auch gegen einen unerträglichen, bedürftig-abhängigen Selbstanteil richten, besonders plastisch zum Ausdruck:

> Herr A., 55 Jahre, Manager eines größeren Industrieunternehmens, kam auf Empfehlung eines befreundeten Internisten, an den er sich wegen »Burn-out-Symptomen« gewandt hatte. Dr. K. vermutete jedoch, dass sich darunter eine depressiv-suizidale Entwicklung verbergen könne und leitete die Überweisung ein.
>
> Zum Erstgespräch erschien ein sehr gut gekleideter, groß gewachsener Mann, der mir beherzt-jovial und wie ermutigend zur Begrüßung die Hand entgegenstreckte, so, als würde ich mich bei ihm zu einem Bewerbungsgespräch einfinden. Als wir in meinem Zimmer saßen, bemerkte er, sich lässig umschauend, »dass der Kasten hier ja auch mal wieder einen Anstrich bräuchte«. Ich dachte über das Wort »Anstrich« nach, mit dem ja auch etwas Marodes, Brüchiges kaschiert werden kann, behielt diesen Einfall aber zunächst für mich. »Dass ich mal in so einer Psychokiste landen würde, das hätte ich ja nun nie gedacht«, so sein weiterer Einstieg in das Gespräch.
>
> Er hielt die vorläufige Diagnose von Dr. K. für etwas übertrieben: »Aber nun gut, hier bin ich, was wollen Sie wissen?« Ich sagte, dass es vielleicht nicht so sehr darum ginge, was ich wissen wollte, sondern was ihn zu mir hat kommen lassen. »Was ist passiert?«, setzte ich nach. Ihm war unbehaglich zumute, er räusperte sich und begann dann aber doch zu erzählen, dass er aus ärmlichen Verhältnissen stamme, sein Vater, Schlosser, habe nach ein paar Bierchen auch schon mal zugeschlagen. Seine Mutter, eine treu sorgende Hausfrau, habe sich dem Vater ängstlich untergeordnet. Er habe immer schon von da weggewollt, wollte es besser haben und es allen zeigen, dass aus ihm was Besseres werden könnte. Mit 25 heiratete er seine Frau, bald darauf kamen in rascher Folge zwei Kinder, das Haus im Grünen wurde gebaut. »Ich lebe ein klassisches, langweiliges, trostloses Mittelschichtsleben, wenn Sie so wollen.«

Er selbst habe eigentlich nur für den Beruf gelebt und es ja schließlich auch geschafft, ins Management zu kommen. Vor zwei Jahren habe er bei einer Kneipentour eine Prostituierte kennengelernt, in die er sich unsterblich verliebt habe. »Ich wollte sie aus dem Milieu rausholen, sie hatte was Besseres verdient, ich habe sie immer großzügig finanziell unterstützt, mir eine Zukunft mit ihr vorgestellt. Ich war irgendwie besessen von ihr, mit ihr hatte mein Leben plötzlich wieder einen Sinn.«

Durch die Finanzkrise war sein Unternehmen schwer angeschlagen, die Angst vor Kündigungen machte die Runde, er glaubte, der Erste zu sein, der würde gehen müssen, denn er habe wegen seiner neuen Liebe die Arbeit zum ersten Mal schleifen lassen. Mit seiner Ehefrau sprach er über all das nicht, er zog sich zurück, und auch sie begann, nach einer Phase rastloser Traurigkeit und Verletztheit, sich ein eigenes Leben aufzubauen. Die Gehälter wurden schließlich gekürzt, die Stimmung in der Firma war schlecht und aussichtslos, man legte Herrn A. nahe, von selbst mit einer »Miniabfindung« zu gehen. So recht wollte er dieses Desaster nicht wahrnehmen und war nun ausnahmslos mit seinen Zukunftsplänen befasst, die er seiner Freundin unterbreitete. Sie schien geschmeichelt, zugleich aber beunruhigt und abgeschreckt durch seine zunehmend regressiv-bedürftige Verfassung. Er aß kaum mehr, war aufbrausend, dann wieder niedergeschlagen und verzweifelt.

Vor zwei Wochen, er hatte sich wieder mit seiner Freundin getroffen, gestand sie ihm, dass sie sich in einen anderen Mann verliebt habe, der ihr wirklich ein anderes Leben bieten könne; sie denke darüber nach, ihn zu heiraten, auf jeden Fall aber würde sie mit ihm nach N. ziehen. Herr A. war außer sich, hörte ihre Stimme wie in Trance, rannte aus der Wohnung und stundenlang wie ein »verwundetes Tier« durch die Stadt. Er dachte daran, sich vor einen Zug zu werfen, dann wieder daran, die Freundin und ihren Geliebten umzubringen, vielleicht auch nur ihn, nicht sie. Was sollte er tun, wem sich anvertrauen? Warum war alles so gekommen, eigentlich war doch alles in seinem Leben recht gut gelaufen? Er betrank sich und bedrohte die Freundin in zahllosen Anrufen, dass er sie umbringen werde und den Kerl auch, dann richtete sich der Mordimpuls gegen sich selbst, und er schrie, dass er sich jetzt von der Brücke stürzen, vor ein Auto oder einen Zug laufen werde. Der Freundin gelang es, ihn zu beruhigen. Sie bat ihn inständig, sich Hilfe zu holen. Zwei Tage später stellte er sich bei seinem Freund Dr. K. vor, dem er, wieder einigermaßen hergestellt, von Burn-out-Symptomen infolge seiner beruflichen Krise berichtete.

Zusammengefasst bleibt festzuhalten, dass man, gerade aufgrund der späteren Arbeiten Heinz Henselers und der Weiterentwicklung der Narzissmustheorien, streng genommen nicht mehr von *der* Narzissmustheorie der Suizidalität sprechen kann, da es ebenso wenig eine theoretisch monokausale Konzeptualisierung des Narzissmus und der narzisstischen Persönlichkeitsstörungen gibt. Je nachdem, welchen theoretischen Standpunkt man einzunehmen geneigt ist, eröffnen sich unterschiedlichste Annahmen etwa hinsichtlich der Genese, Psychodynamik, Struktur, Abwehr, Symptomatik sowie der Übertragungs- und Gegenübertragungsprozesse der narzisstischen Persönlichkeit.

Unbestritten bleibt Henselers Verdienst, die verschiedenen psychodynamischen Erklärungsmodelle der Suizidalität mit der These der narzisstischen Problematik des Suizidanten maßgeblich ergänzt zu haben. Auf den kleinsten gemeinsamen Nenner gebracht, können Henselers Ausführungen dahingehend zusammengefasst werden, dass beim suizidalen Erleben und Verhalten und der überwiegenden Zahl der Suizidhandlungen sowohl narzisstische als auch aggressive Konflikte, die sich zumeist in relevanten Objektbeziehungen entfalten, eine zentrale Rolle spielen.

Setzt man den Akzent noch ein wenig anders, so fällt auf, dass in den zuweilen populär geführten Narzissmusdebatten und dem inflationär gebrauchten Grandiositätsverdacht als universeller Entwertungsrhetorik, schnell der tragische Ausgang der Ursprungssage vergessen wird, nach der Narziss, der Jüngling von unvergänglicher Schönheit, als er erkannte, wem seine Liebe galt, mit Wahnsinn geschlagen wurde, allzu rasch alterte und starb. In der Alltagsrezeption gerät also gänzlich aus dem Blick, dass Narziss, der Weissagung des Sehers zufolge, nur dann ein langes Leben beschert gewesen wäre, »wenn er sich *niemals* selber erkennet«.

So betrachtet, unter Einschluss des gesamten mythografischen Kontextes, stellt Narziss gleichsam *die* paradigmatische Figur psychoanalytischer Erkenntnistheorie dar, die einerseits der subjektiven Wahrheitsfindung verschrieben, andererseits aber – verifiziert nicht zuletzt durch klinische Erfahrungen – in dem Wissen um die gravierenden, destruktiven, bisweilen identitätsvernichtenden Folgen ist, die eine solche Selbstbeforschung und

-erfahrung mit sich bringen kann. Das heißt, auch wenn der Wille zur Erkenntnis, neben Liebe und Hass, in psychoanalytischen Theoriebildungen als dritte anthropologische Konstante des Seelenlebens diskutiert wird, so lehrt uns die alltägliche Praxis, dass die tief greifende Ambivalenz zwischen Wissen-Wollen und Nicht-Wissen-Wollen *das* Erz ist, aus dem der Kern des Widerstands, einschließlich der ihm immanenten katastrophischen Angst, geschmiedet ist (vgl. auch Gerisch 2011).

Die Objektbeziehungstheorie

Die von Jürgen Kind 1992 erschienene Publikation mit dem Titel *Suizidal. Die Psychoökonomie einer Suche* wird hier als objektbeziehungstheoretisches Modell der Suizidalität vorgestellt und als ein wesentlicher Beitrag auf dem Gebiet der Suizidologie in den 1990er Jahren gewürdigt. Für Kind ist:

> »Suizidalität nicht lediglich als Zeichen einer seelischen Dekompensation aufzufassen, sondern darüber hinaus als eine *psychische Funktion.* Diese wird als Ultima ratio dann eingesetzt, wenn intrapsychische oder interpersonelle Krisen auf andere Weise nicht mehr handhabbar scheinen. Suizidalität wird von mir daher nicht als etwas Pathologisches per se betrachtet, sondern als Kürzel für einen komplexen psychischen Reorganisationsvorgang, welcher auf einen gestörten Umgang mit den inneren Objekten und Selbstimagines hinweist, den bewußten und unbewußten Bildern, die wir von uns und von anderen Menschen haben. Suizidalität ist mehr als ein Indiz für unintegrierte Aggressivität. Sie hat, wie jedes andere Symptom auch, eine *regulierende Funktion* und, so merkwürdig es zunächst klingen mag, unter Umständen auch eine stabilisierende Funktion« (Kind 1992, S. 13).

Ausgehend von einer objektbeziehungstheoretischen Perspektive vertritt Jürgen Kind die These, dass jede Suizidhandlung – auch der vollendete Suizid – eine Aktualisierung pathologischer, frühkindlicher Objekterfahrungen bedeutet und durch die konflikthafte Auseinandersetzung mit inneren und äußeren Objekten motiviert ist. Jeder Suizidhandlung ist folglich eine interaktionelle Funktion immanent. Die Analyse des Übertragungs-

und Gegenübertragungsprozesses im Sinne der Reaktivierung spezifischer frühkindlicher Selbst- und Objekterfahrungen dient Jürgen Kind als der wesentliche Zugang zum Verständnis der suizidalen Psychodynamik.

Im Gegensatz zur Freud'schen Suizidtheorie – die nach seiner Auffassung im Kern eine Objektbeziehungstheorie der Suizidalität ist – geht Kind davon aus, dass mit der suizidalen Handlung nicht die Tötung eines (introjizierten) Objekts, sondern dessen Änderung angestrebt wird. In der Regel soll aus einem gleichgültigen und abweisenden Objekt ein Anteil nehmendes und zugewandtes Objekt werden. Die unaufhörliche Suche nach einem empathischen Objekt resultiert aus der traumatischen frühkindlichen Erfahrung, nie von einem »allmächtigen« oder »hinreichend guten Objekt« »gesucht und gefunden worden zu sein«, das bestätigt: »So bin ich«, und damit dem Kind das für die Identitätsentwicklung unabdingbare »Gefühl der Existenzberechtigung« verleiht (Kind 1992, S. 98ff.).

Vor dem Hintergrund dieser Kernthesen entwirft Kind ein Modell der Suizidalität, in dem er den genetischen frühkindlichen Entwicklungsphasen spezifische Funktionsformen der Suizidalität zuordnet, denen unterschiedliche Bedeutungen und Zielsetzungen immanent sind. Kind differenziert die Suizidalität in den Übergangsbereich I (vom präpsychotischen zum Borderline-Funktionsniveau) und in den Übergangsbereich II (vom Borderline-Funktionsniveau zum Niveau der Integrationsprozesse). Das von Kind vorgeschlagene Differenzierungsmodell entspricht *nicht* der Bestimmung genetischer Fixierungsstellen der Suizidalität. Die wichtigste These Kinds besagt vielmehr, dass sich die Suizidalität im Laufe der Lebensgeschichte verändern kann und dass diese komplexen Varianten des Suizidalen je nach Regressionsneigung auch innerhalb des psychoanalytischen Prozesses erneut aktualisiert werden und auftreten können.

Übergangsbereich I

In der *präpsychotischen Entwicklungsphase* (1.) dominieren undifferenzierte Selbst- und Objektrepräsentanzen sowie eine »Gut-Schlecht-Dichotomie« einschließlich der basalen Frage: »Wie sicher bin ich vom anderen getrennt?« Diesem Stadium werden zwei Funktionsformen der Suizidalität zugeordnet:

Fusionäre Suizidalität: Die fusionäre Suizidalität steht im Dienste des Verschmelzungswunsches. Insbesondere dann, wenn überwiegend positive Selbst- und Objektbilder vorherrschen, wird das Subjekt dazu tendieren, mit dem Objekt verschmelzen zu wollen. Das heißt, Suizide und Suizidversuche folgen nur dann dem Verschmelzungstyp, wenn mittels Projektion, projektiver Identifikation, Verleugnung und anderer Abwehrformen ein ideales Objekt erschaffen wurde oder auch partiell vorhanden war, mit dem sich das Subjekt zu vereinen wünscht (Kind 1992, S. 34). Die durch diesen Prozess induzierte Angst vor Auflösung der Ich-Grenzen lässt Kind einen zweiten Pol des Regulationssystems der Regression annehmen, und dies führt ihn zu der These der antifusionären Suizidalität.

Antifusionäre Suizidalität: Die antifusionäre Suizidalität steht im Dienste der Verschmelzungsangst bzw. von Abgrenzung und Individuation. Im Kontext dieser Suizidalität geht Kind von drei Möglichkeiten der Psyche aus, um den Verschmelzungswunsch abzuwehren:

- Projektion der negativen Spaltungsimago: Das negative Objektbild wird auf den anderen projiziert, um die Verschmelzung weniger »verführerisch« erscheinen zu lassen.
- Depersonalisation als antifusionäre Reaktion: Einzelne Körperteile werden im Sinne einer regressionshemmenden Funktion ausgegrenzt, damit sich das Ich zumindest diesen gegenüber als getrennt erleben sowie sie kontrollieren und manipulieren kann.
- Suizidalität: Zerstörerische Fantasien, Aggressionen und Destruktivität können im Dienste des Strebens nach Eigenständigkeit und Individuation aufgefasst werden. Die Suizidalität stellt dann einen Versuch dar, sich von einem »symbiotischen Objekt« zu lösen, um den Übergang von der »Objektbeziehung zur Objektverwendung« (Winnicott 1969) zu erreichen.

Entscheidend ist, dass es in der präpsychotischen Entwicklungsphase stets zu einem Oszillieren zwischen beiden Suizidformen kommen bzw. die Suizidalität zugleich in beiden Bereichen Funktionen übernehmen kann: Sie kann gleichzeitig im Dienste der fusionären *und* der antifusionären Zielsetzung stehen.

Auf dem *Borderline-Niveau* (2.) dominieren differenzierte, aber noch unintegrierte Selbst- und Objektrepräsentanzen sowie eine »Selbst«/»Nicht-Selbst«-Dichotomie mit der basalen Frage: »Wie sicher bin ich im anderen repräsentiert?« Das heißt, in dieser Phase geht es primär um den Wunsch, wahrgenommen zu werden und als einzigartiges Individuum identifizierbar zu sein.

Infolge der mangelnden Objektkonstanz auf dem Borderline-Funktionsniveau ließen sich zwei Formen des Objektverlustes im Sinne der Angstentwicklung unterscheiden:

- Angst, das Objekt deswegen zu verlieren, weil es sich aus Enttäuschung über die eigene Minderwertigkeit von einem abwendet (passives Im-Stich-gelassen-Werden infolge der Selbstabwertung);
- Angst, selbst das Objekt (das heißt seine innere Repräsentanz) zu vernichten, da man durch Enttäuschungen von dessen Unzuverlässigkeit und Untauglichkeit überzeugt wurde (aktives Verlassen infolge der Objektabwertung).

Beide Angstformen können rasch wechselnd auftreten und entstehen immer dann, »wenn das Objekt eine autonome Bewegung zeigt« (Kind 1992, S. 84).

Die borderlinenahe Suizidalität unterscheidet sich von einer manipulativen Form im Dienste der Objektsicherung und einer resignativen Form infolge der Objektaufgabe. Die im Kontext der Objektmanipulation entstehende Suizidalität dient wiederum drei unterschiedlichen, aber miteinander verwobenen Zielen:

Suizidalität mit dem Ziel der Objektsicherung: Die manipulativ eingesetzte Suizidalität gleicht einer »Geiselnahme des Ichs am Selbst«, das heißt, weder die Selbst- noch die Fremdtötung ist intendiert, sondern die Bedrohung des eigenen Selbst wird eingesetzt, um einen anderen zum lebenssichernden Handeln und zur Annäherung zu zwingen. Die Suizidalität im Sinne eines triangulären Vorgangs zwischen Ich, Selbst und einem Dritten evoziert das Gegenübertragungssyndrom der »Konstellation des manipulierten Objektes« (vgl. auch Kind 1986).

Suizidalität mit dem Ziel der Objektänderung: Mit der hier angesiedelten Suizidalität wird also nicht die Selbsttötung oder die

Tötung eines Introjekts angestrebt, sondern es geht primär um eine Objekt- und Beziehungsänderung. Der Suche nach einem »alle Hoffnungen verkörpernden Objekt« (Rohde-Dachser 1989, S. 175) kommt deshalb eine überlebensstiftende Funktion zu, weil nur die ersehnte – bisher nicht erreichte – Objektkonstanz die existenzielle Identitätssicherung und ein »Recht auf Leben« (ebd., S. 151) garantieren kann.

Suizidalität als Folge der Objektaufgabe: Scheitert der Versuch, eine gewünschte Objektsicherung und/oder -änderung zu erwirken, stellt sich eine interaktionsarme, resignative und nicht minder gefährliche Form der Suizidalität ein, die häufig nur durch das Gegenübertragungsgeschehen – qua projektiver Identifikation – wahrnehmbar ist. Der »Zustand des aufgegebenen Objektes« geht noch über das Wut-Rache-Stadium hinaus, da er aus der Erfahrung resultiert, dass nicht einmal Wut- und Rachegefühle Aussicht auf eine Antwort des Objektes haben und dieses nun endgültig als unerreichbar erscheint.

In dieser Phase ist kaum ein Suizid nach dem »Verschmelzungstyp« zu erwarten, da dieser die Existenz eines realen oder fantasierten idealen Objekts voraussetzt, während destruktive Suizidformen gerade dann gewählt würden, wenn ein solches Objekt nicht vorhanden war oder ist. Einerseits kann daher die resignative Form der Suizidalität als Folge einer weitestgehenden Ablösung der Objektbesetzungen und damit im eigentlichen Sinne als »Selbst-Mord« verstanden werden. Andererseits können gerade dann gewaltsame, objektgerichtete Suizidformen gewählt werden, wenn sich damit die Fantasie verknüpft, zumindest durch einen qualvollen Tod den anderen zu erreichen, sich in ihm »posthum zu verorten« (Kind 1992, S. 102; vgl. auch Kind 1986, 1990).

Übergangsbereich II

Zum *Borderline-Niveau* sei an dieser Stelle nur auf die Ausführung oben (Übergangsniveau I) hingewiesen. Für den Übergangsbereich II kommt das sogenannte Integrationsniveau hinzu.

Integrationsniveau: Hier dominieren integrierte Selbst- und Objektrepräsentanzen einschließlich der basalen Frage: »Wie bin ich und wie ist der andere?« Dieses Stadium entspricht am ehesten dem Erreichen von Objektkonstanz in der »depressiven Position«, in der anstelle von Depressivität die Fähigkeit zur Trauer und anstelle von Neid die Fähigkeit zur Dankbarkeit rückt (Kind 1992, S. 116). Mit der »Integrationssuizidalität der depressiven Position« wird nicht mehr der Austausch der Objekte intendiert, sondern die Suizidalität entsteht als Folge der »Umwandlung« der Objekte. Das heißt: Die Selbst- und Objektimagines werden nicht mehr durch ich-syntone Spaltungsmechanismen verzerrt, sondern erfahren eine realitätsgerechte »Anpassung«. Dieser Annäherungsprozess gestaltet sich aber gerade deshalb konfliktreich, weil er zur Rücknahme zahlreicher Projektionen zwingt und heftige Schuldgefühle impliziert, und zwar aufgrund der ursprünglich gegen den anderen (Therapeuten) gerichteten Aggressionen. Denn mit Erreichen der depressiven Position schwindet so auch die subjektive Rechtfertigungsmöglichkeit der eigenen Feindseligkeit (ebd., S. 115).

Jürgen Kinds klinisch wie theoretisch wichtige Arbeit stellt eine zentrale und unentbehrliche Ergänzung zu den bestehenden psychodynamischen Erklärungsmodellen zur Suizidalität dar. Insbesondere die theoretisch fundierte, praxisnahe und fallbezogene Darstellung gilt es hervorzuheben. Die objektbeziehungstheoretische und interaktionsgerichtete Perspektive trägt nicht nur den neueren Entwicklungen in der Psychoanalyse (vgl. Küchenhoff 2005) Rechnung, sondern erweitert die triebtheoretische Sicht Freuds und den überwiegend narzissmusorientierten Ansatz Henselers.

In diesem Modell Kinds können also sowohl die These der Aggressionsumkehr als auch die der narzisstischen Regressionsvorgänge integriert werden, die sich nun nicht mehr als konkurrierende Konzeptionen der Suizidalität gegenüberstehen müssen. Suizidalität erweist sich aus dieser Perspektive nicht mehr als ein eindimensional-monokausales, sondern als ein konflikthaftes und dynamisches Geschehen, mit einem Oszillieren zwischen dem Wunsch nach Nähe einerseits und dem nach Autonomie und Individuation andererseits. Darüber hinaus hat Kind auf die klinisch und theoretisch wichtige Erkenntnis aufmerksam gemacht, dass sich Suizidalität als ein vielschichtig determiniertes Symptom nicht nur lebensgeschichtlich, sondern auch innerhalb des psychotherapeutischen Prozesses sowohl selbst verändern als auch variierende psychische Qualitäten annehmen kann. Damit hat Kind einen Rahmen abgesteckt, innerhalb dessen es aus objektbeziehungstheoretischer Sicht möglich ist, zum Beispiel die Unterschiede und Gemeinsamkeiten der Suizidalität eines Patienten in der Adoleszenz und im Erwachsenenalter psychodynamisch auszuloten.

Hervorzuheben ist auch die insbesondere klinisch relevante These, dass der Suizidalität eine stabilisierende Funktion zukommen kann, die sich der Patient (vorübergehend) bewahren und nicht nehmen lassen will. Diese Sicht setzt einen klinisch und technisch relevanten Kontrapunkt zu den zahlreichen suizidprophylaktischen Maßnahmen und Kriseninterventionen, die stets darauf abzielen, Suizidalität zu sanktionieren, noch bevor sie verstanden werden konnte, notfalls mit psychiatrischen Zwangsmaßnahmen.

Zur Konzeptualisierung der Suizidalität in der heutigen Psychoanalyse

Die psychoanalytisch orientierte Suizidologie der Gegenwart hat sich ausgehend von klinischen Erfahrungen weiterentwickelt und verändert: Insbesondere fokussiert sie nicht mehr allein auf die Triebe und die Triebschicksale, sondern auf die Affekte und Emotionen sowie auf die Bedeutung des Anderen einschließlich der intrapsychischen Metamorphosen von Selbst- und Objektbeziehungsszenarien. Und damit werden immer auch die Schicksale von Trennungserfahrungen untersucht, also von Trennung und Getrenntheit, wie sie in »Trauer und Melancholie« implizit aufscheinen.

In der Trauerarbeit manifestiert sich ein gelungener Trennungsprozess, die Melancholie hingegen ist durch ein Festhalten des Objektes charakterisiert (vgl. Küchenhoff 2005a). Gelingende Trennungsprozesse, und damit auch Prozesse der Selbst- und Objektdifferenzierung, der Strukturbildung, der Repräsentation psychischer Erfahrungen sowie von Mentalisierung und Symbolbildung sind abhängig von der Qualität der Beziehungserfahrungen. Wir können hier, nach Aristoteles, gleichsam von dialektischen Bewegungen zwischen der Eutychia, der glückenden Begegnung, und der Dystychia (vgl. Warsitz 1995), dem Verfehlen der Begegnung mit dem Realen, mit dem Anderen und dem Unbewussten, sprechen, wie es für die psychischen Verunglückungsgeschichten vieler Suizidaler charakteristisch ist.

> »Das Gegengewicht von Katastrophe, Verlust, Schnitt, Grenzziehung liegt, kurz gesagt, in der Beziehungserfahrung. Um Trennungserfahrungen machen zu können, müssen Bindungen bestehen. Wo Beziehun-

> gen nicht existieren, ist eine Trennung unmöglich. Aber das Verhältnis lässt sich auch umkehren: Wo Trennung nicht möglich ist, kann keine Beziehung entstehen. Intrapsychische Repräsentation und Strukturbildung auf der einen Seite und interpersonale Erfahrung auf der anderen Seite durchdringen sich, stehen in einem Wechselverhältnis zueinander. Das Scharnier dieses Wechselverhältnisses ist die Internalisierung oder Introjektion« (Küchenhoff 2005, S. 85).

Zugespitzt ließe sich vorerst folgern, dass sich in der Suizidalität der der Subjektwerdung inhärente Kernkonflikt im Sinne einer anthropologischen Konstante potenziert und verdichtet, der ein Leben lang um existenzielle Abhängigkeit vom Anderen, um Fusions- und Abgrenzungswünsche, um Anerkennung und deren Versagung, Separation und Autonomie, um Trennung und Getrenntheit, dem Oszillieren zwischen der paranoid-schizoiden und der depressiven Position, um Integration und Desintegration, letztlich um die so schwer auszubalancierende Nähe-Distanz-Regulation kreist (vgl. auch Gerisch 2006).

Suizidalität und das Beziehungsparadigma

In der herkömmlichen Suizidforschung, die einem überwiegend medizinisch-nosologischen wissenschaftstheoretischen Modell folgt, wird Suizidalität primär im Kontext von Suizidraten, der Geschlechts- und Altersverteilung von Suiziden und Suizidversuchen, von Risikofaktoren und Risikogruppen (psychiatrische Grunderkrankungen etc.), akuten Lebensbelastungen und psychosozialen Krisen dargestellt und untersucht (vgl. Gerisch 2003). Auch wenn immer wieder eingestanden wird, dass sich mit den aus der klassisch psychiatrischen Diagnostik entwickelten Fragenkatalogen und Risikofaktorenlisten keine gesicherte Vorhersage des Suizidrisikos treffen lässt, wird Suizidalität doch stets auch auf ihre Korrespondenz zur zugrunde liegenden psychiatrischen Grunderkrankung hin untersucht.

Unbenommen dessen, dass man auf der Basis der psychiatrischen Diagnostik Einschätzungen und Aussagen über das suizidale Erleben und Verhalten vornehmen kann, ist es angezeigt, die psychiatrischen Diagnosen der Patientinnen und Patienten nicht als Ausgangspunkt der psychodynamischen Hypothesengenerierung zu nehmen, weil die spezifischen Gesichtspunkte zur Suizidalität nicht aus der psychiatrischen ICD-10-Diagnostik ableitbar sind. Diagnosen sind im Kontext der Suizidalität zwar exemplifizierbar oder ausschließbar, doch stellt die Diagnose selbst keinen gesicherten und hinreichenden Prädiktor für das Vorhandensein, den Ausprägungsgrad, die individuellen Kontextbedingungen und auch nicht für eine mögliche geschlechtsspezifische Ausgestaltung von Suizidalität dar (vgl. Gerisch 2003; Kernberg 1999).

Die Sichtung der psychoanalytischen Erklärungsmodelle aus der Zeit der vorletzten Jahrhundertwende bis zur Gegenwart zeigt, dass mehr oder weniger unbewusste Konflikte und Erlebensweisen sowie, je nach konzeptueller Ausrichtung, triebdynamische (depressive, aggressive, todestriebhafte), narzisstische und objektale Komponenten am Zustandekommen einer Suizidhandlung beteiligt sein können. Einigkeit herrscht auch darüber, dass jedes suizidale Erleben, jede Suizidäußerung und Suizidhandlung ernst zu nehmen ist und dass die Alltagsweisheit, »dass der, der über den Suizid spricht, sich schon nichts antun wird«, eindeutigen Abwehrcharakter des sozialen Umfeldes besitzt. Strittig ist nach wie vor die Frage, ob Suizidalität ausschließlich als ein pathologisches oder als ein überall auftretendes menschliches Phänomen verstanden werden soll, das jeder einmal in seinem Leben erfahren kann.

Grundsätzlich erscheint es notwendig, zwischen der basalen Suizidalität einerseits und dem Suizid, dem Suizidversuch und dem Suizidalen als unterschiedlich motivierte Verhaltens- und Bedeutungsmuster andererseits zu unterscheiden. Bei der basalen Suizidalität geht es um allgemeine Risikofaktoren der sogenannten Risikogruppen, etwa höheres Lebensalter, Vereinsamung, Arbeitslosigkeit, psychiatrische Grunderkrankung (Psychose, psychosenahe und/oder Borderline-Störung etc.), und um die latente, verhüllte Form der Suizidalität in Form von Alkohol-, Medikamenten- und Drogenabhängigkeit. Die akute Suizidalität ist meist bedingt durch spezifisch auslösende Faktoren wie Trennung und Verlust einer wichtigen Bezugsperson, eine tiefe narzisstische Kränkung oder andere akute Belastungssituationen. Diese auslösenden Faktoren sind zunächst die Motive und verdecken eine tiefer liegende, unbewusste Ursache oder Grundstörung des Patienten.

Zu unterscheiden ist ferner die chronische oder latente Suizidalität, also das suizidale Erleben oder die suizidale Befindlichkeit, ohne dass bereits in der Vorgeschichte ein Suizidversuch unternommen wurde.

Behandlungskonzepte wie das des Therapie-Zentrums für Suizidgefährdete am Universitätsklinikum Hamburg-Eppendorf basieren auf der psychoanalytischen Theoriebildung zur Suizidalität und zur psychoanalytischen Kurzpsychotherapie. Der Fokus der Behandlung liegt auf der zu suizidalem Erleben und Verhalten führenden inneren Dynamik und nicht allein – wie bei der Krisenintervention – auf der krisenhaft erlebten auslösenden äußeren Situation. Die Chance der Behandlung, aber auch die Schwierigkeit, besteht darin, dass sich die innere Konfliktthematik in der psychotherapeutischen Beziehung unmittelbar wiederholt und im Übertragungs- und Gegenübertragungsgeschehen abbildet. Die Reaktualisierung der inneren Konflikte und deren Reinszenierung in der therapeutischen Beziehung sind das wesentliche Moment der psychotherapeutischen Arbeit und markieren damit auch den heiklen und zuweilen außerordentlich belastenden Aspekt dieser Tätigkeit.

Nach einem solchen Konzept wird Suizidalität nicht als eine nosologische Einheit verstanden, sondern als ein entwicklungsgeschichtlich unterschiedlich geprägtes und ausgestaltetes Symptom, das in verschiedenen Lebensphasen und mit einer charakteristischen geschlechtsspezifischen Korrespondenz in unterschiedlicher Intensität aktualisiert auftreten kann (vgl. Gerisch 1998; Gerisch et al. 2000; Gerisch 2003; Lindner 2006). Suizidales Erleben und Handeln lässt sich weder auf eine genetische Fixierungsstelle reduzieren noch auf eine einheitliche psychodynamische Linie zwingen. Das heißt auch: Es wird nicht mehr davon ausgegangen, dass es *die* Suizidalität als allgemeingültiges Erklärungsmodell für suizidale Patientinnen und Patienten und *eine* Psychodynamik der Suizidalität gibt. Suizidales Erleben und Suizidversuche sind dann als Ausdruck der Zuspitzung einer seelischen Entwicklung zu verstehen, in der die Patienten hoffnungslos und verzweifelt sind und ihre Situation als ausweglos erleben. Auslöser sind interpersonelle

Konflikte, Trennungen oder der Tod von wichtigen Bezugspersonen sowie als gravierend empfundene Kränkungen, berufliche Probleme, schwere Erkrankungen und – besonders im hohen Lebensalter – Vereinsamung und Selbstwertverlust (vgl. Fiedler/Lindner 1999).

Von zentraler Bedeutung ist die gleichwohl nur marginale Differenz von Suizid und Suizidversuch als unterschiedliche Handlungsmuster, denen jedoch eine vergleichbare Psychodynamik immanent sein kann. Das heißt, ein Suizidversuch kann nicht als »missglückter Suizid« und ein Suizid nicht als »gelungener Suizidversuch« verstanden werden. Es erscheint vielmehr sinnvoll, Suizid und Suizidversuch nicht mehr als unterschiedliche Handlungsmuster im Hinblick auf die letale, todbringende Intention und den Grad der Selbstbeschädigung hin zu konzeptualisieren. Vielmehr ist Suizidalität begrifflich auf einem Kontinuum anzusiedeln, an dessen einem Ende die völlige Hoffnungslosigkeit und ein Zustand der Objektaufgabe sowie am anderen Ende ein mehr objektzugewandtes, eher von Hoffnung getragenes Erleben steht.

Suizidales Handeln ist nahezu immer von einer fundamentalen Ambivalenz durchzogen und umschließt gleichermaßen die Abwehr, das Tödliche, das Verneinende wie auch das Abgewehrte, ein Leben*wollen*, aber *so* nicht mehr leben wollen und können. Suizidalität erschöpft sich in ihrer unbewusst präfigurierten Tiefendimension folglich nicht allein in einer letalen Intention. Die Todesfantasien sind vielfach mit phantasmatischen Vorstellungen ausgestattet und kreisen um Wünsche wie Nichts-mehr-fühlen-Müssen, Einfach-nur-schlafen- und Ruhe-haben-Wollen etc. In dem Maße, wie der intrapsychische Konflikt in der psychoanalytischen Behandlung bewusst wird, spielt der (reale) Tod mit zunehmender Intensivierung der psychotherapeutischen Beziehung kaum noch eine Rolle.

Diese Auffassung ist aber nicht gleichbedeutend mit der weit verbreiteten Vorstellung des nicht ernst zu nehmenden, appellativen, hysterieformen suizidalen Agierens, mit der übersehen wird, dass das im Suizidversuch verborgene, nicht mehr artikulierbare Erleben als tödlich ernst erlebt wird und ein Suizidversuch schließlich nicht selten auch ein tödliches Ende nehmen kann.

Es sollte grundsätzlich darauf verzichtet werden, die Ernsthaftigkeit der Suizidalität primär in Bezug auf die Methode, auf das Arrangement und Motiv etc. zu diskutieren. Diese Faktoren sind weder zuverlässige Prädiktoren für die reale und subjektiv erlebte Suizidgefährdung noch lässt sich mit ihnen die unbewusste Suizidalität und das Ausmaß des *suizidalen Erlebens* eines Patienten erfassen, der bisher keinen Suizidversuch unternommen hat, aber durchaus akut suizidgefährdet sein kann (vgl. Lindner/Gerisch 1997). Vielmehr muss jede suizidale Dekompensation als ernsthaft eingeschätzt werden und sie lässt in der Regel auf eine tief greifende Störung oder zumindest auf eine subjektiv erlebte schwerwiegende Problematik schließen (vgl. Laufer/Laufer 1984).

Der Suizidversuch stellt sehr häufig eine Lösungsstrategie von intrapsychischen und interpersonellen Regulationsvorgängen dar, die mit der Fantasie einer wie auch immer gearteten potenziellen Veränderungsmöglichkeit verknüpft wird, während das latent Suizidale einschließlich massiver destruktiver und selbstentwertender Tendenzen nicht selten als Ausdruck des Verlustes von zukunftsorientierten Utopien zu interpretieren ist. So paradox es klingen mag, aber der agierende Suizidversuch – mit Ausnahme der Impulssuizide von Borderline-Patienten und Psychotikern – kann als weniger bedrohlich erscheinen als die von tiefster Resignation geprägte, chronifizierte Suizidalität. Denn während die intentionale Motivation des Suizidversuchs häufig auf eine Objekt- oder Realitätsänderung abzielt und damit auf das Leben ausgerichtet bleibt, vergegenwärtigt die latent zerstörerische Suizidalität in einem noch stärkeren Ausmaß die Bedeutung des *psychischen* Todes vor dem physischen Tod.

Hilfreich ist in diesem Kontext das Container-contained-Modell von Wilfred R. Bion (1962), das, angewandt auf die Suizidalität, bedeutet, dass der suizidale Mensch für seine intrapsychisch unrepräsentiert gebliebenen Affekte wie Wut und Hass den anderen als »Container« seiner nicht verarbeiteten Destruktivität braucht. In diesem Sinne kann der Suizidversuch zu einem Appell an einen Container werden bzw. sich mit diesem der Wunsch verbinden, einen solchen Ort der Aufbewahrung und Verarbeitung überwältigender Erlebnisse und unerträglicher, insbesondere körpernaher Spannungen überhaupt erst zu schaffen (vgl. Küchenhoff 2001).

Ausgehend von der Auffassung, dass Suizidalität auf einen objektbezogenen Konflikt verweist, möchte ich aus einer objektbeziehungstheoretischen Perspektive die These vertreten, dass die den Suizidversuch und den Suizid motivierenden äußeren Anlässe im Sinne einer konflikthaften Auseinandersetzung mit inneren und äußeren Objekten eine Aktualisierung pathologischer frühkindlicher Objekterfahrungen und internalisierter Selbstbilder bedeutet. Das heißt, versagen die herkömmlichen Abwehrmuster, um mit einer auslösenden Konfliktsituation fertig zu werden, dann werden spezifische Regressionsmechanismen in Gang gesetzt, und zwar insbesondere Spaltungsprozesse, die zu einer Dissoziation von psychischem und Körper-Selbst oder zu konfliktreichen Auseinandersetzungen zwischen verschiedenen Selbstanteilen führen können. Diese verdichten sich meistens zu einem Kernkonflikt zwischen Fusions- und Abgrenzungswünschen, von Trennungsimpulsen und Ungetrenntheitsphantasmen.

Mit dieser Auffassung, in der Suizidalität als ein *Symptom* konzeptualisiert wird, ist zugleich auf den der Suizidalität immanenten fundamentalen Ambivalenzkonflikt verwiesen, der sich um den Wunsch nach Verbindung und dem Angriff auf Verbindung zentriert (vgl. Küchenhoff 2001). Jeder Suizidhandlung – auch dem vollendeten Suizid – kann folglich eine interaktionelle Funktion immanent sein (vgl. auch Kind 1992).

Dieses Konglomerat von materieller und psychischer Realität induziert eine zugespitzte innere Dynamik, die den Patientinnen und Patienten in der Regel nicht bewusst ist und im suizidalen Erleben und Handeln manifest und zu bewältigen versucht wird. Demzufolge kann Suizidalität immer als ein Agieren aufgefasst werden, weil der intrapsychische Konflikt kaum wahrnehmbar und nicht mehr artikuliert, sondern körpernah und szenisch in Handlung umgesetzt wird. Der Suizid, der Suizidversuch und das Suizidale (als inneres Erleben) können im Dienste sehr unterschiedlicher psychischer Funktionen stehen, und die Suizidalität erweist sich, wie andere psychische Symptome auch, als komplex und vielschichtig determiniert. In dem Maße, wie sich die Suizidalität im entwicklungsgeschichtlichen Prozess von Patienten stark verändern kann, können die variierenden psychischen Funktionen je nach Regressionsniveau auch im Verlauf der Behandlung erneut auftreten.

Die Konzeptualisierung von Suizidalität als einem Symptom impliziert auch, dass ein psychotherapeutischer Zugang zur Suizidalität nur über das psychoanalytische Verstehen unbewusster Konflikte, Fantasien sowie relevanter intrapsychischer und realer Objektbeziehungen gelingt, um aufzudecken, welche inneren Prozesse diese spezifische Symptomentwicklung induziert. Denn letztlich, und dies markiert den zentralen Ausgangspunkt und die Relevanz einer psychodynamischen Konzeptualisierung, kommt es nicht bei allen Menschen infolge vergleichbarer äußerer Anlässe zu einer suizidalen Dekompensation.

Die so skizzierte Auffassung von Suizidalität erfordert zudem eine spezifische und adäquate, transdisziplinär angelegte Methodik. Zum umfassenderen Verständnis der Suizidalität muss meines Erachtens der objektivierenden Methodik im Sinne der Erhebung der »harten Daten« – dem soziologischen Ansatz, der die Gesellschaftsstruktur mit ihrer Bedeutung der äußeren Realität zum Gegenstand erhebt, und der philosophischen Perspektive normativer Beurteilungen – ein psychoanalytisches Modell zur Seite gestellt werden, das die Verarbeitung der materiellen Realität konzeptualisiert und damit den Zugang zur ebenso relevanten, dem Subjekt häufig selbst entfremdeten, unbewussten psychischen Realität eröffnet.

Auf diese Weise lassen sich aus der differenzierten Sichtung verschiedener Einzelfälle psychoanalytische Hypothesen ableiten und zu einem Konzept verdichten, das dann einen Erklärungs- und Erkenntniswert nicht nur für den Einzelfall erlangt, sondern auch generalisierbare hypothetische Aussagen für Symptombildungen wie die Suizidalität gestattet (vgl. Gerisch 2003).

Suizidalität und katastrophische Trennungsängste

Historisch betrachtet, sind fraglos auch kleinianische und postkleinianische Konzeptionen im übergeordneten Sinne der Objektbeziehungstheorie zuzuordnen, und zwar mit einer angsttheoretischen Akzentuierung, denn nach Melanie Klein prägen Objektbeziehungen von Geburt an in maßgeblicher Weise die emotionale Entwicklung des Menschen. Zwar liegt kein systematisch ausgearbeitetes kleinianisches Erklärungsmodell der

Suizidalität vor, allerdings klinisch hochrelevante implizite und explizite Thesen zur Genese autodestruktiver und destruktiver Dynamiken.

Vergegenwärtigen wir uns zunächst die entwicklungspsychologischen Grundannahmen, so wird im Säuglingsalter von einer genetisch früheren Phase, der sogenannten *paranoid-schizoiden Position,* ausgegangen, in der psychische Entwicklungen und Erfahrungen im Wesentlichen durch Spaltungsprozesse (gut und böse, lustvoll und unlustvoll) einschließlich der primitiven Abwehrmechanismen von Projektion und projektiver Identifikation strukturiert und codiert werden. Es wird angenommen, dass der heranwachsende Säugling die Vorgänge in seinem Körperinneren und in anderen Körpern – etwa dem der Mutter – mit intensiven, unbewussten Fantasien ausstattet, die als Verbildlichung bzw. Objektivierung von Körpergeschehnissen zu verstehen sind und ihren Niederschlag in *inneren Objekten* finden. Der primäre Angstzustand mit einer verfolgend-bedrohlichen Qualität resultiert aus der destruktiv-projektiv aufgeladenen »Brust-Mutter«, deren rächenden Gegenangriff der Säugling zu befürchten beginnt. In dieser Phase kreisen die psychischen Aktivitäten hauptsächlich um die Bewältigung (projizierter) destruktiver Impulse und der damit eng verknüpften Verfolgungsängste.

Das Erreichen der *depressiven Position* geht einher mit der Befähigung zur Dankbarkeit und Ambivalenz ein und demselben Mutter-Objekt gegenüber, dem Wunsch nach Wiedergutmachung und der Eröffnung eines psychischen Raumes, in dem sowohl Trennung als auch die Anerkennung des anderen als getrenntes Objekt ertragen werden können. Die fantasierte Allmacht und manipulative Kontrolle über das Objekt können allmählich aufgegeben werden und begünstigen dadurch die Entwicklung der Realitätsprüfung und die Symbolbildung.

Von zentraler Bedeutung ist, dass das Kind in den skizzierten Entwicklungsprozessen in besonderer Weise auf die psychophysische Verfügbarkeit des anderen, in der Regel der Mutter, angewiesen ist, der ihm hilft – in der Bezähmung der eigenen narzisstischen Bedürftigkeit und Kränkbarkeit –, die Entwicklungsanforderungen dieser frühen Phase einigermaßen gut zu meistern und zu integrieren.

Mit diesem sukzessiv psychophysischen Reifungsvorgang wird

kein Entwicklungskontinuum behauptet, sondern im Oszillieren zwischen beiden Positionen und der fortwährenden Anfälligkeit für Spaltungen, Projektionen und projektive Identifikationen, mit denen sich das Selbst in die Welt der Objekte verstreut, erscheinen Subjektwerdung und Identitätsbildung als ein lebenslanges, überaus störanfälliges »Projekt«. Hiermit wird gleichsam eine anthropologische Konstante behauptet, die keineswegs nur psychisch instabile Patientinnen und Patienten betrifft, sondern die präfigurierend für uns alle gilt. Das Subjekt kreise, so eine leitende Annahme, in seinen unbewussten Fantasien zeitlebens um destruktive Impulse und Empfindungen, wodurch sich fortwährend die latente Gefahr potenziere, in Krisensituationen auf bereits überwundene oder gemilderte paranoide Phantasmen zu regredieren, die uns den anderen und das Außen als feindlich und verfolgend erleben lassen.

In kleinianischen und postkleinianischen Konzepten wird folglich auf das Oszillieren der paranoid-schizoiden und der depressiven Position fokussiert, auf verschiedene Varianten der Angstbewältigung und der komplexen Abwehrformationen von Trennung und Getrenntheit; ferner auf die Metamorphosen des primären Neids als angeborener Ausdruck des Todestriebs, auf die archaisch aufgeladene Ausgestaltung des Über-Ichs sowie auf die Existenz desperater Selbstanteile, die wie ein zermürbender intrapsychischer sadomasochistischer Machtkampf anmuten können: mit einem bedürftigen, entwerteten, abhängigen Teil auf der einen und einem sadistisch verfolgenden, verächtlichen und unermüdlich Leistung fordernden Teil auf der anderen Seite (vgl. Klein 1962; Wisdom 1967).

Grob skizziert, lässt sich beim suizidalen Menschen, ob nun mit einer narzisstischen, borderlinetypischen oder depressiven Akzentuierung, eine eklatante Intoleranz gegenüber der Erfahrung von Getrenntheit und Trennung im Sinne der Dominanz des paranoid-schizoiden Erlebensmodus konstatieren. Eng verknüpft damit ist die mehr oder weniger stark beeinträchtigte Symbolisierungsfähigkeit, das heißt die Kompetenz, das abwesende Objekt mithilfe der Bildung von intrapsychisch verankerten Symbolen zu substituieren. Entwicklungspsychologisch betrachtet, stellen sich diese Kompetenzen indes nicht reflexhaft und quasinatürlich ein, sondern sind a priori an Beziehungserfahrungen geknüpft.

Wilfred R. Bions Theorie des Denkens (1962) gibt Aufschluss darüber, unter welchen Bedingungen diese prozessualen Entwicklungen hinreichend gut gelingen bzw. kehrseitig verunglücken können. Er zeichnet nach, welche Voraussetzungen gegeben sein müssen, um die Gewahrwerdung der Getrenntheit vom Objekt und die allmähliche Trennung und Loslösung ertragen zu können, und wie infolge der erträglichen Abwesenheitserfahrung und Unverfügbarkeit des anderen kreative Symbolisierungsprozesse in Gang gesetzt werden.

Schon bei Sigmund Freud (1920a) – vergleiche das »Fort-Da-Spiel« in *Jenseits des Lustprinzips* – geht die Befähigung zum Denken und zur Vorstellungsbildung im Sinne der Entstehung (»Emergenz«) des Dritten aus einer erträglichen und integrierbaren Frustrations-, Abwesenheits- und Trauererfahrung hervor (»keine Milch – daher ein Gedanke«, vgl. auch Loch 1981). Denken und Vorstellung befördern idealtypisch das Aufspannen eines psychischen Raumes, in dem sich nun psychische Erfahrungen in mentalen Repräsentationen und Symbolisierungen abbilden und fortan frei aktiviert sowie dynamisch verbunden werden können (vgl. auch Küchenhoff 2001). Hanna Segal pointierte diesen Aspekt in ihrem berühmt gewordenen Zitat: »Ein Symbol ist wie ein Niederschlag der Trauer um das Objekt« (Segal 1991, S. 60).

Bion versuchte in seiner Theorie zunächst verallgemeinernd all diejenigen Elemente herauszukristallisieren und zu beschreiben, die für das Erfassen und Zuordnen von Gefühlszuständen von besonderer Wichtigkeit sind. Diese Elemente stellen eine Voraussetzung für die Entstehung und Entwicklung von Denkprozessen in einem interaktiven Austausch zwischen Subjekt und Objekt dar. Den psychischen Vorgang des Containments selbst stellte sich Bion mittels der Annahme einer Funktion in der Mutter vor, die er Alpha-Funktion nennt, und beschreibt damit deren Befähigung zur träumerischen Einfühlung (»rêverie«) in die kindliche Innenwelt. In dieser herrschen zunächst Sinneseindrücke, Emotionen und Körpersensationen in einem noch nicht verstehbaren Rohzustand vor, die Beta-Elemente genannt werden. *Lernen durch Erfahrung* heißt, dass diese Rohelemente erst dann dem Denken zur Verfügung stehen, wenn sie mithilfe der mütterlichen Alpha-Funktion in verarbeitbare und benennbare Gefühlszustände umgeformt werden können.

Für diesen Prozess bedarf es eines Raumes, der sich nicht intrapsychisch darstellt, sondern als etwas im anderen, dem Container, in dessen Schutz sich Erfahrungen bilden können. Doch nicht nur das, auch der Erfahrungsraum selbst soll dann rückübernommen werden (vgl. zusammenfassend Reerink 1997). Mütter ohne das Vermögen zu einer träumerischen Einfühlung und psychischen Offenheit gegenüber den Emotionen des Kindes konfrontieren den Säugling mit etwas, das unaussprechlich ist und keine Bedeutung bekommen kann, sondern eine namenlose Angst zurücklässt.

Im Rekurs auf Bion haben in den letzten Jahren zahlreiche Raummetaphern Einzug in die psychoanalytische Theorie und Praxis gefunden, wenn etwa vom intermediären, triangulären Raum, vom Übergangsraum, vom belüfteten Raum etc. die Rede ist (vgl. Küchenhoff 2001). Dabei ist von zentraler Bedeutung, dass alle Raumbegriffe als Beziehungsbegriffe gedacht und von der Vorstellung geleitet sind, dass ein guter Raum nur durch die Verinnerlichung der Alpha-Funktion entsteht und ein pathologischer Raum, wenn der Säugling im Gegenüber einen verschlossenen Raum vorfand, der nämlich zur Stagnation der Denkbefähigung führte und der Gleichsetzung von psychischem und physischem Raum sowie der Tendenz zur Somatisierung Vorschub leistete. Der immerzu von Verengung oder gar Aufhebung bedrohte intersubjektive Raum erschwert die Entwicklungsanforderung, Erfahrungen von Trennung und Getrenntheit und insbesondere von archaischer Aggressivität bzw. Destruktivität in leibungebundene differenzierte Symbolisierungsprozesse zu transformieren.

Auch moderne Ansätze wie die der Bindungsforschung und der Mentalisierungstheorie akzentuieren, wenngleich aus anderer theoretischer Provenienz, die hohe Relevanz hinreichend guter Objektbeziehungen für den Aufbau stabiler psychischer Repräsentanzen, für die Befähigung zum Mentalisieren und für das Denken insgesamt (vgl. Fonagy et al. 2002).

Das Kind ist folglich auf diesen Raum im anderen angewiesen, um später mithilfe dieser spezifischen Beziehungserfahrung die Containing-Funktion selbst zu übernehmen. Versagt sich aber die Mutter dem Kind gegenüber in dieser wichtigen Funktion, dann begünstigt dies nicht nur das fortwährende Angewiesensein auf ein immerzu verfügbares Objekt als lebendiger »Entgiftungsstation« – und mag dieses auch noch so untauglich sein –, sondern seine Denkfähigkeit wird in der Weise erheblich beeinträchtigt, als unerträgliche Erfahrungen, insbesondere im Bereich der Destruktivität, psychisch nicht repräsentiert, das heißt auch nicht in Fantasien und Wünsche transformiert werden können:

> »Wenn Erfahrungen nicht gedacht, also nicht mit anderen verbunden und nicht symbolisiert werden können, werden sie zwar repräsentiert, aber in einer isolierten Weise; es entstehen Repräsentanzen, die entweder nicht als zum Ich gehörig oder als bedrohlich und gefährlich erlebt werden. Sie sind schwer erträglich und müssen dann ›ausgestoßen‹ werden, die Projektion dieser Erfahrung auf andere dient der Kommunikation, dient vor allem dazu, die nicht verdaubaren psychischen Erfahrungen von anderen ›entgiften‹ zu lassen« (Küchenhoff 2001, S. 73).

Kehren wir zur entwicklungstheoretischen Dimension zurück, dann manifestiert sich zusammengefasst in den als ontologisch-anthropologisch formulierten Konstanten von Roger Money-Kyrle (1971), den *three facts of life,* das Fundament psychischer Gesundheit:

- die Anerkennung der Brust als etwas Gutes,
- die Anerkennung der Urszene, das heißt des Geschlechtsverkehrs der Eltern als einem höchst schöpferischen Akt, aus dem das Kind immer schon ausgeschlossen ist, und
- die Anerkennung von Vergänglichkeit und Tod.

In ihren Verleugnungen und Abwehrstrategien wiederum schlummern die Quellen psychischen Leidens. Vereinfacht formuliert, kreist nach diesem Modell psychisches Erleben bis hinein in seine pathologischen Ausgestaltungen, und zwar einschließlich des suizidalen Erlebens und Agierens, beständig um diese Anerkennungskompetenz, die, und dies ist von signifikanter Bedeutung, a priori von der Anerkennung durch einen anderen abhängig ist (vgl. Reiche 1999).

Das heißt übersetzt, dass wir mithilfe der kleinianischen Theorien die auch und gerade beim suizidalen Patienten aufzuspürenden Schicksalslinien von Getrenntheits- und Trennungserfahrungen untersuchen können. Damit verbunden sind drei Perspektiven:

1. die Toleranz respektive Intoleranz gegenüber Situationen des Ausgeschlossenseins, in welchen sozialen Bezügen auch immer, ob in familialen, arbeitsweltlichen oder klinischen;
2. die Bereitschaft, neidische Impulse zu bezähmen und das Gute des und vom Anderen anzuerkennen, und schließlich
3. die Fähigkeit, die unausweichliche Gewissheit von Vergänglichkeit, Altern und Sterblichkeit sowie schließlich des eigenen Todes anzuerkennen und zu ertragen.

Paradoxerweise kann Suizidalität als Folge einer fundamentalen Verleugnungsstrategie eben der genannten Anerkennungsprozesse entstehen, bis hin dazu, dass dem eigenen Tod, und zwar dem durch Trennung psychisch so empfundenen genauso wie dem faktisch durch psychophysische Krankheit drohenden, durch einen Suizid zuvorgekommen wird.

Auf dieser Matrix lassen sich in der Suizidalität komplexe Varianten und Strategien der Trennungs-, aber auch der Abhängigkeitsverleugnung aufspüren. In der Regel verharrt der Suizidale, in seinem existenziellen Angewiesensein auf die physische Präsenz des anderen, in zuweilen selbstquälerischer Objektabhängigkeit und Objektanklammerung, da er zu der von Freud beschriebenen Trauerarbeit psychisch nicht fähig ist.

Bereits Melitta Schmideberg, die Tochter Melanie Kleins, akzentuierte in ihrer 1936 erschienenen Arbeit diesen Aspekt: »Wenn wir davon ausgehen, dass der Tod unbewusst als eine Trennung begriffen wird, dann erklärt sich, warum jede Art von Trennung als Äquivalent zum Suizid werden kann« (Schmideberg 1936, S. 5; eigene Übersetzung). Sie pointierte, dass der andere, und sei es auch ein »böses«, destruktives oder ganz und gar untaugliches Objekt, zur Vergewisserung des »Noch-am-Leben-Seins« unabdingbar gebraucht werde. Sie kommt zu dem Schluss, dass die idealisierende Liebe im Sinne einer Objektanklammerung den Versuch darstellen kann, mit paranoiden Ängsten fertig zu werden, und die Suizidhandlung den Ausdruck des Scheiterns dieser Bewältigungsanstrengungen darstellt:

> »Durch die Idealisierung des Geliebten kann den Gefühlen von Ekel und Sadismus entgegengewirkt werden. Zugleich können sich aber auch alle gefürchteten inneren Objekte in dieser einen geliebten Person versammeln, und das Sich-Verlieben kann den erfolgreichen Versuch einer Libidinisierung der gefürchteten Objekte darstellen. Auf diese Weise ist das Subjekt in der Lage, mit den paranoiden Ängsten fertig zu werden. Aufgrund der Tatsache, dass der Liebe sehr häufig akute paranoide Ängste zugrunde liegen, erklärt sich, warum die Liebe so unmittelbar und heftig in gewaltsamen Hass umschlagen kann. [...] Eine erfolgreiche Libidinisierung paranoider Ängste ist nur dann gewährleistet, wenn die geliebte Person antwortet. Bleibt diese Antwort aber aus, im Sinne einer schweren Versagung, wodurch die paranoiden Ängste geradezu entflammt werden, dann erklärt sich, warum frustrierte Liebe so häufig die Tendenz zum Mord oder Suizid hervorbringt« (S. 5; eigene Übersetzung).

Auf dieser Ebene basieren die Suizidfantasien und das sadomasochistische Gefüge auf den Mechanismen von Projektion und Reintrojektion, das heißt: Schlechte bzw. destruktive Selbstanteile werden zunächst auf den anderen projiziert und infolge der Reintrojektion des Objektes mittels der Suizidhandlung geradezu auszutreiben versucht. Kehrseitig folgt diese Dynamik der unbewussten Fantasie, nun durch die autodestruktive »Selbstreinigung« wiederum mit dem omnipotenten, von allem Bösen befreiten Liebesobjekt verschmelzen zu können (vgl. auch Asch 1980). Schmideberg (1936) sieht in diesem Prozess den Auftakt einer psychosenahen Entgleisung, wenn es nämlich in diesem raschen Oszillieren zwischen der Externalisierung bzw. Projektion gefährlicher innerer Objekte und der Inkorporation destruktiver äußerer Objekte zu einer totalen Konfusion von innerer und äußerer Objektwelt komme, der zu entrinnen die Suizidhandlung einen Versuch darstellen könne.

Ausgehend von den theoretischen Überlegungen Sigmund Freuds und Melanie Kleins skizziert auch David Bell (2008) verschiedene Bedeutungsebenen von Suizidalität. Zum einen beschreibt er Szenarien, in denen Suizidalität als Lösungsversuch eines intrapsychischen Kampfes zwischen desperaten Teilobjekten erscheint. In diesem Kontext akzentuiert er die Bedeutung des Körpers, der untrennbar mit (oraler) Bedürftigkeit (»needs«)

und Wünschen, aber auch und gerade mit der Abhängigkeit und Unverfügbarkeit eines anderen verknüpft ist: Der Körper verlangt nach Befriedigung existenzieller Grundbedürfnisse wie Nahrung, aber auch nach Stillung seiner sexuellen und bindungsspezifischen Sehnsüchte und Wünsche.

Der Körper, der gewissermaßen von Geburt an per se bedürftig ist, dient in besonderer Weise als Projektionsfläche eigener bedürftiger Anteile. In dem Maße aber, wie diese Bedürftigkeit unerfüllt bleibt, wird der Körper nicht nur als verfolgendes Objekt erlebt, sondern das ursprünglich zu kontrollierende Ohnmachts- und Abhängigkeitserleben wird potenziert und schlägt schließlich in eine immer radikalere Selbstermächtigung bis hin zur Selbstzerstörung um. Die Tötung des eigenen Körpers, der hier die Gestalt des Überbringers schlechter Nachrichten erhält, stellt den radikalen Versuch dar, sich aus dieser existenziellen Abhängigkeit und der frustrierenden Unerfüllbarkeit der Wünsche zu befreien.

Eine weitere Bedeutung des Suizidalen sieht Bell, wie bereits Melanie Klein, in der Rettung eines guten Objektes durch die Selbstvernichtung. Diese Zuspitzung resultiere aus dem Erleben des Ichs, dem Druck destruktiver Impulse nicht mehr standhalten zu können, bis diese Dynamik in den paradoxen Versuch umschlage, das Gute im Inneren wie im Außen durch die Selbsttötung zu retten.

Im Rahmen einer ausgeprägten Melancholie wiederum stehe das Ich unter dem Druck einer unerträglichen Verurteilung und Entwertung eines verfolgenden und bestrafenden Über-Ichs. Hier verheißt die Selbstvernichtung die endgültige Erlösung von dieser tyrannischen Herrschaft. Bereits Donald Meltzer (1967) und Herbert Rosenfeld (1971) haben im Rahmen ihrer Untersuchungen der vielschichtigen Verbindungen zwischen Todestrieb und destruktivem Narzissmus eine ähnliche These formuliert: »Sie identifizieren komplexe intrapsychische Organisationen, in denen destruktive Selbstanteile, in Verbindung mit idealisierten destruktiven Objekten, bedürftige Teile des Selbst in Abhängigkeit halten und auf grausame Weise unterdrücken« (Weiß 2003, S. 80). Suizidalität kann also auf dieser Basis gelesen der Versuch sein, sich dieses quälenden Machtkampfes im Sinne eines ›manischen Umschlags‹ zu entledigen, oder als Ausdruck des Vernichtungstriumphes der grausam-sadistischen über die bedürftig-abhängige Seite.

Einen weiteren Mechanismus beschreibt David Bell im Zuge der Vorherrschaft des paranoid-schizoiden Erlebensmodus. In unlösbaren Konfliktsituationen, die vor allem durch (reale) Trennungen motiviert sein können, werden infolge einer zunehmend wütend-ohnmächtigen und destruktiven Entgleisung unerträgliche Affekte von Hass und Groll in das enttäuschende Objekt projiziert. Die innere Logik dieses Prozesses gehe mit der Fantasie einher, das böse und enttäuschende Objekt habe sich dadurch schuldig gemacht, dass es das Subjekt mit den »facts of life« zu konfrontieren gewagt und ihm die Gewahrwerdung der Unverfügbarkeit des anderen aufgenötigt habe. Der Suizid stelle nun aus dieser Perspektive die Ultima Ratio dar, das Objekt ohne jede Gnade mit lebenslangen Schuldgefühlen zu bestrafen.

Heinz Weiß exemplifiziert in seinen Arbeiten Suizidalität im Kontext des kleinianischen Diskurses zum Todestrieb. Traditionellerweise wird dieser in der Psychoanalyse mit Angriffen gegen das eigene Selbst oder gegen zentrale Objektbeziehungen in Verbindung gebracht. Im Rekurs auf Melanie Klein und ihre Schüler Wilfred R. Bion (1962) und Herbert Rosenfeld (1971) führt Weiß aus, dass insbesondere bei Bion die Tätigkeit des Todestriebs als Ausdruck destruktiver Angriffe verstanden werden sollte, die sich gegen bestimmte *Gedankenverbindungen* richtet, die mit der Anerkennung der Wirklichkeit verbunden ist. »Bei Borderline-Störungen richten sich diese Angriffe häufiger gegen das gute Objekt oder gegen den eigenen Körper, wenn der mit dem Erleben von Verlust verbundene seelische Schmerz unerträglich wird« (Weiß 2003, S. 79).

Weiß zeigt darüber hinaus, wie der Todestrieb, im Unterschied zu seinen offenkundigen, lärmenden Manifestationen, kehrseitig auch stumm und unaufdringlich in Erscheinung treten kann, als maskierte Formen der Suizidalität, bis hin zu ihrer totalen Verleugnung, die gleichwohl im Rahmen psychoanalytischer Behandlungen in ihren destruktiven Ausgestaltungen zu dechiffrieren ist. Als eine maskierte Variante beschreibt er ein sich in der Behandlung manifestierendes, allumfassendes Liebesbegehren mit dem inhärenten Wunsch nach Einzigartigkeit. Das heißt: Paradoxerweise kann sich der Todestrieb als Anspruch auf Liebe und Unvergänglichkeit gebärden, der in spezifischer Weise fortgesetzt mit destruktiven Angriffen auf das Raum-Zeit-Kontinuum verknüpft respektive aus dessen Verformungen bereits hervorgegangen ist.

Klinisch zeigt sich diese verhüllte Form des Destruktiven darin, dass der Patient die mit dem Analytiker verbrachte Zeit auf eine unwirkliche und subtile Weise manipuliert, in dem vor allem unbewusste Ungetrenntheitssehnsüchte »agiert« werden, die sich gegen jede Form der analytischen Arbeit sperren und mit Stillstand, Stagnation und dem Gefühl der Endlosigkeit einhergehen. Werden diese subtilen Angriffe auf die analytische Beziehung zu bedrohlich, so können pathologische Organisationen ins Spiel gebracht werden, um das Ausmaß der Destruktivität zu binden und zu neutralisieren. Mithilfe narzisstischer und perverser Mechanismen wird dann eine Reduktion von Angst erreicht. Zugleich entsteht aufgrund der damit verbundenen Gratifikation aber eine Situation, die jede Entwicklung und Veränderung unterläuft und aushebelt.

> »Am Zustandekommen solcher Abwehrorganisationen sind komplexe Prozesse beteiligt, deren gemeinsamer Kern in einer Verleugnung von Vergänglichkeit besteht. J. Steiner hat hierfür den Ausdruck ›romantische Perversion des Zeiterlebens‹ geprägt und auf die Rolle hingewiesen, die narzißtische und perverse Mechanismen beim Zustandekommen der romantischen Illusionsbildung spielen. Romantische Perversionen beinhalten eine partielle Verleugnung der Realität von Älterwerden, Getrenntheit und Tod. Im Gegensatz zu psychotischen Organisationen wird diese Realität hier aber nicht vollständig negiert, sondern von einem Teil der Persönlichkeit scheinbar akzeptiert. Ein anderer Teil der Persönlichkeit ist hingegen bestrebt, dieses Bewußtsein zu unterminieren und emotional bedeutsame Objekte in eine sehnsuchtsvoll herbeigewünschte Phantasiewelt zu entführen, die durch Zeitlosigkeit und Ungetrenntheit charakterisiert ist. In dieser Welt gibt es weder Trauer noch Konflikt oder Schuld. Sie stellt eine glückliche Enklave dar, in der die Unterschiede zwischen Gut und Böse, zwischen Sehnsucht und Schmerz, zwischen Leben und Tod scheinbar aufgehoben sind – wie in der Phantasie vom romantischen Tod. Die Destruktivität, die diesem Zustand zugrunde liegt, zeigt sich in der Beharrlichkeit, mit der emotionale Realität verleugnet, Grausamkeit

abgespalten und auf andere Druck ausgeübt wird, dem eigenen Bild der Wirklichkeit zu entsprechen. Wo dies nicht geschieht, wird das idealisierte Objekt als grausam erlebt und es resultiert eine masochistische Unterwerfung gegenüber dem destruktiven Objekt, wobei nun mit der gleichen Süchtigkeit am Leidenszustand festgehalten wird wie zuvor an der romantischen Illusion. Beiden Zuständen ist gemeinsam, daß sie keine Trennung akzeptieren und das Aneinanderfesthalten endlos perpetuieren. Der Todestrieb manifestiert sich dann nicht in offener Zerstörung, sondern in der Illusion von Unsterblichkeit, in Sehnsucht oder Quälerei, die nicht zum Abschluss kommt« (Weiß 2003, S. 81f.).

Lassen wir die kontrovers diskutierte Frage außer Acht, ob der Todestrieb angeboren ist oder nicht, so bleibt er in seiner postkleinianischen Reformulierung ein hilfreiches Konzept im Aufspüren von maskierten Varianten des Suizidalen und im Verständnis von transgenerational eingeschriebenen, unbewussten Reinszenierungen der aus dem Bewussten suspendierten unerträglichen Erfahrungen. Denken ist Verbinden, und Traumatisierung zerstört die psychischen Verbindung bzw. die Fähigkeit zum Denken (Küchenhoff 2005). Das heißt: Insbesondere gravierende traumatische Erfahrungen, die die Fantasie- und Repräsentationstätigkeit empfindlich blockieren, gar verunmöglichen, können ihren Ausdruck in chronischer Todesbereitschaft bis hin zur radikalen Selbstauslöschung finden.

Suizidalität, Intersubjektivität und Neue Medien

Soheila Pourshirazi knüpft in ihrer Arbeit *Suizidalität und Beziehung* (2008) an die von Jürgen Kind akzentuierte interpersonelle Dimension des Suizidalen an und fragt, welche Rolle die zwischenmenschliche Beziehung zu einem signifikanten Anderen im Kontext der Suizidalität spielt. Diesen Aspekt untersucht sie vor dem Hintergrund neuer intersubjektiver Ansätze in der Psychoanalyse, die eine Vielzahl unterschiedlichster Theorien einschließlich des kritischen Diskurses zur Intersubjektivitäts- oder auch Relationstheorie umspannen. Die Autorin arbeitet differenziert die Möglichkeiten, aber auch die Grenzen dieses Ansatzes heraus, indem sie vor allem die kontrovers diskutierte therapeutische Haltung dieses Konzepts (die Infragestellung der Asymmetrie zwischen Patient und Therapeut, die Lockerung des Abstinenzgebots einschließlich der Selbstenthüllungen des Therapeuten etc.) in seinem konstruktiven Potenzial reflektiert, gleichwohl aber auch dessen behandlungstechnische Gefahren offen benennt.

Die theoretische Tiefendimension der Arbeit zeigt sich insbesondere darin, dass Pourshirazi die eminente Bedeutung des Beziehungsparadigmas in der Entstehung und der Behandlung von Suizidalität noch einmal auf der Matrix dialogphilosophischer Theorien (etwa Buber und Lévinas) schärft, und zwar besonders im Hinblick auf die Kernfrage der Symmetrie oder Asymmetrie menschlicher Beziehungen und in ihrem Aussage- und Anwendungsprofil im Kontext suizidaler Dynamiken und Interaktionen.

Der Rekurs auf diese philosophische Dimension im diskursiven Reflex auf psychoanalytisch-therapeutische Konzeptualisierungen von zwischenmenschlichen Interaktionsprozessen ist allemal im Kontext der empirischen und psychoanalytisch orientierten Suizidologie einzigartig. Unabhängig davon, ob man ihr im symmetrisierenden Ansatz der Intersubjektivitätstheorie folgen will, so ist hier von besonderem Interesse, dass sie im dritten und zentralen Teil der Arbeit den Versuch unternimmt, ihre theoretische Konzeptualisierung in einer empirischen Studie im Hinblick auf die suizidale Beziehungsproblematik in Suizidforen des Internets mittels einer psychoanalytisch orientierten Texthermeneutik zu untersuchen. Sie schreibt: »Meine zentrale Fragestellung ist dabei, in welcher Weise sich die suizidale Beziehungsproblematik in den Suizidforen in einzelnen Beiträgen (Postings) oder ganzen Diskussionssträngen (Threads) ausdrückt« (ebd., S. 11).

Soheila Pourshirazi hebt in diesem Kontext zu Recht hervor, dass es in diesem Forschungsfeld noch recht wenige wissenschaftliche und so gut wie keine explizit empirischen Arbeiten gibt, sodass es adäquat sei, explorierend und theoriegenerierend vorzugehen. Angesichts der zunehmenden Inanspruchnahme moderner Technologien und des in die Peergroup projizierten Vertrauensvorschusses – im Gegensatz zu professionellen Hilfeangeboten – von Adoleszenten und Spätadoleszenten, insbesondere in Phasen krisenhaften Erlebens, erweist sich dieser Forschungsansatz als gleichermaßen innovativ wie aufklärerisch.

Hermeneutisch ausgerichtet stellt Pourshirazi heraus, dass die Einbeziehung der eigenen Subjektivität und des szenischen Verstehens in die Forschungspraxis dabei helfen solle, über die manifesten Inhalte hinaus auch unbewusste Inhalte der Forentexte, die in dem intersubjektiv geteilten Raum zwischen Interpret und Interpretandum wirken, zu erfassen. Demzufolge plädiert sie für eine Forschungsmethodik, die selbst wie ein Gespräch strukturiert ist und den Text dabei als »Anderen« begreift, um den Beziehungsgestaltungen in den Suizidforen nachzugehen und sie in ihrem unbewussten Gehalt zu dechiffrieren.

Pourshirazi untersucht ihre zentralen Hypothesen systematisch entlang von fünf Themenfeldern: »Gruppenbildung, Selbstentwurf und Identität«, »der Tod als Methode und Möglichkeit«, »Depression und Aggression«, »die narzisstische Thematik« und »die Suche nach Bedeutung«.

Da wissenschaftliche Untersuchungen und klinische Erfahrungen innerhalb der Suizidologie eindeutig belegen, dass die modernen Kommunikationstechnologien wie das Internet insbesondere von der sehr stark gefährdeten Gruppe junger Menschen intensiv genutzt wird (vgl. Etzersdorfer et al. 2003), dokumentiert sich in der vorliegenden Arbeit ein unschätzbarer Beitrag auf dem Gebiet der theoretischen Grundlagenforschung *und* klinischen Anwendungsrelevanz.

Die gleichermaßen zu erwartende wie doch auch verblüffende Erkenntnis dieser akribisch ausgewerteten Studie ist, dass sich in diesen Artikulationsformen im Internet anthropologische Konstanten und Grundbedürfnisse wiederfinden, wie etwa das Spannungsverhältnis von Nähe und Distanz, die Sehnsucht nach Gehalten- und die Angst vor dem Verlassenwerden, das Oszillieren zwischen Minderwertigkeit und Omnipotenz, die Polarisierung von Gut und Böse, der Wunsch nach wie auch die Abwertung von Autorität, um nur einige Aspekte des differenziert herausgearbeiteten menschlichen Erlebens und Verhaltens herauszugreifen – zentrale Dimensionen menschlichen Erlebens also, die sich aber in ihrer Konflikthaftigkeit bei suizidalen Personen, insbesondere bei Jugendlichen unter Einwirkung adoleszenztypischer Wirkfaktoren, in besonderer und spezifischer Weise potenzieren.

Die minutiös transkribierten Suizidforentexte stellen eine außerordentlich lohnende und authentische Illustration der theoretischen Ausführungen dar und geben einen tiefen und zuweilen berührenden wie bestürzenden Einblick in die Denk- und Erlebensweisen von Suizidforen-Usern. Die Sammlung von Postings und Threads mit ihrem kreativ-schöpferischen Potenzial kommunikativen Handelns einerseits und den mannigfaltigen Idiomen, privatsprachlichen Metaphern und Codes andererseits stellt überdies eine wahre Fundgrube auch für Psychotherapeuten dar. Die Arbeit von Soheila Pourshirazi ist somit ein unverzichtbarer Beitrag für all jene Berufsgruppen, die klinisch-therapeutisch oder beratend mit suizidalen Patienten und Angehörigen konfrontiert sind.

Und nicht zuletzt liefert diese Arbeit wichtige Argumentationen für die zuweilen aufgeheizte und populistisch anmutende politische Debatte um Für und Wider von gewaltverherrlichenden Computerspielen, indem Pourshirazi sowohl auf kritisch-differenzierte wie gleichermaßen empathische Weise Gefahren und Risiken, aber auch die konstruktiv-kommunikativen Potenziale der Neuen Medien, insbesondere des Internets, herausarbeitet, zumal mit den Foren auch neue, stetig zu untersuchende Hilfekontexte und Präventionsmöglichkeiten entstehen.

Schauplätze und Varianten des Suizidalen

Die sprachlosen Inszenierungen suizidaler Menschen

Im Kontext der Suizidalität ist von eminenter Bedeutung, die agierende, lärmende, krisenhafte Suizidalität, die sich vordergründig rasch erfassen und plausibilisieren lässt, etwa wenn als Auslöser eine unerträgliche Trennungs- oder Verlustsituation angegeben wird, von anderen Formen der verhüllten, lautlosen, sprachlosen Suizidalität zu unterscheiden, die gleichwohl nicht minder ernst und bedrohlich sein kann. Diese Variante des Suizidalen ist markiert durch ihre Sprachlosigkeit und fehlende Kontextualisierung. Sie erzeugt in der Gegenübertragung lediglich diffuse Stimmungen, Atmosphären, vage Hintergrundgefühle, die sich einer eindeutigen Erfassung und präzisen Benennung entziehen.

Diese Patientinnen und Patienten sprechen auch nicht von Suizidalität, weder von Fantasien dieser Art noch von vorgestellten Handlungen, vielmehr ist der Raum von einer eigentümlich bleiernen Atmosphäre, einer chronifizierten »Sucht nach Todesnähe« (Joseph 1994) erfüllt. Leere, Resignation, Sinnlosigkeit, Agonie wären Begrifflichkeiten, die diese raumfüllenden und raumgreifenden Seelenzustände am ehesten erfassen.

André Green (2000) beschreibt plastisch, was geschieht, wenn die realen Objekterfahrungen so frustrierend und traumatisierend waren, dass das Subjekt, gefangen in Ressentiment, Hass und Verzweiflung, es aufgibt, nach der Verschmelzung mit einem idealisierten Objekt zu streben. In einem solchen Zustand geht es

> »nicht mehr um ein Streben nach Einheit, sondern nach dem Nichts; das heißt, *um eine Verminderung der Spannungen zum Nullniveau*, was Approximation an den psychischen Tod bedeutet. [...] An dieser Stelle wird der Tod zur Figuration eines absoluten Seins. Das Leben wird gleichbedeutend mit dem Tod, insofern er Erlösung von allem Begehren ist« (S. 17f.; eigene Hervorhebung).

Vielfach erschließt sich das präsymbolische und derepräsentierte Material zunächst nur kryptisch über somatisierte Gegenübertragungsempfindungen, wie etwa Ekel, Müdigkeit, vegetative Empfindungen unterschiedlichster Art, bis hin zu Herzrhythmusstörungen oder unwillkürlichen Muskelkontraktionen (vgl. Lombardi/Pola 2011). Das sind verkörperte Gegenübertragungszustände, die als Chiffren des inneren Erlebens zu verstehen sind und auf die Genese der suizidalen Erlebensweisen dieser Patientinnen und Patienten zurückverweisen, die in den präsymbolischen, sprachlosen, gleichwohl im Körper des Säuglings eingravierten Erfahrungsdimensionen zu vermuten sind, zum Beispiel anhaltende Deprivationserfahrungen, lebensbedrohliche psychophysische Vernachlässigungen.

Bereits Paul Federn fügte dem Freud'schen Suizidmodell die Annahme hinzu, dass Suizidanten häufig massiven Tötungswünschen ihrer Angehörigen bzw. Primärobjekten ausgesetzt gewesen sein müssen: »Wenn es allgemein gilt, daß nur der sich mordet, der einen anderen zu töten wünscht, so muß man hinzufügen, daß – (in der Regel) – nur der sich mordet, den ein anderer tot wünscht« (Federn 1929, S. 388).

Der infolge dieser primären Todeserfahrungen erzeugte Konkretismus und das Fixiertbleiben im Äquivalenzmodus, das heißt in der Gleichsetzung von Gedanken und Realität (vgl. Fonagy et al. 2002), basiert auf der mangelnden Differenz zwischen innen und außen sowie zwischen sensomotorischer Repräsentation und der Symbolverwendung. Zur Veranschaulichung sei eine Patientin genannt, die die physische Abwesenheit von ihrem Freund als Sterbeerfahrung metaphorisierte und die endgültige Trennung von ihm als existenzielle Vernichtung ihrer selbst beschrieb, und zwar einschließlich der »leib-haftigen« und depressiv grundierten Unfähigkeit, zu essen, zu schlafen und zu sprechen.

Entwicklungspsychologisch ist von zentraler Bedeutung, dass menschliche Symbolisierungsfähigkeiten auf der Matrix von Intersubjektivität operieren, das heißt aus körperlich verankerten, intersubjektiv vermittelten abstrakten Bildschemata hervorgehen. Der Spracherwerb geht einher mit neuen Varianten affektiver Nähe und intimer Verbundenheit (vgl. Buchholz 1998). Konzeptuelle Unterschiede bestehen hinsichtlich der Frage, inwieweit die Symbolisierung von den sensomotorischen Repräsentationen im Lauf der Entwicklung getrennt wird: Daniel N. Stern (1986) nimmt hier eine größere Nähe zur verkörperten Grundierung an, während Michael Tomasello (2002) eine weitgehende Selbstständigkeit des Symbols postuliert (vgl. Buchholz 2008; Gödde/Buchholz 2011).

Relative Einigkeit besteht darin, dass frühe traumatische Erfahrungen in den primären Beziehungen zu schwerwiegenden Folgen hinsichtlich der Fähigkeit zur Metaphorisierung, der Repräsentations- und der Symbolbildung führen.

In der klinischen Arbeit mit suizidalen Personen treffen wir also nicht selten auf Patienten, deren innerpsychischer Raum und Triangulierungskompetenz sowie dreidimensionale Repräsentations- und Symbolisierungsstruktur stark beschädigt, »verbogen« oder eingeengt ist. Klinisch zeigt sich dies durch die mehr oder minder stark beeinträchtigte Fähigkeit, Realitäten anzuerkennen, Trennung und Getrenntheit zu tolerieren, Affekte und Gefühle annähernd adäquat zu versprachlichen, also zu denken und somit intrapsychisch zu halten. Die intellektuell-kognitive Kompetenz kann davon auf erstaunliche Weise gänzlich unberührt bleiben und autonom reifen – wie es auch der Hirnforscher Antonio Damasio (2000) aus seiner Disziplin heraus exemplifizierte. Demgegenüber manifestiert sich der Mangel im »undenkbaren« affektiv-emotionalen Bereich, und zwar auch in der erhöhten Tendenz, unverdautes und unbenennbares seelisches Material mittels einer *Körpersprache*, also eines primär leibgebundenen kommunikativen Handelns zu artikulieren oder durch ein spontanes, agierendes Handeln abzureagieren.

Zu fragen bleibt folglich stets, an welches innere und/oder reale Objekt sich das suizidale sprachlose Individuum wendet: Was wird im körperlichen Symptom kommuniziert, wenn man davon ausgeht, »dass es sich beim Symptom um verschüttete

Worte [handelt], die reden, ohne etwas auszusagen, und die sich in eine Sprache ohne Zukunft verwandelt haben. Das dem Körper eingeschriebene Symptom ist das Sediment oder die Ablagerung einer Geschichte, die nicht mehr weiß, wovon sie spricht« (Starobinski 1991, S. 132).

Verkürzt ließe sich zusammenfassen: Je beeinträchtigter die dreidimensionale Zeit-, Raum- und Symbolisierungsstruktur ist, umso größer ist die Wahrscheinlichkeit, dass der Körper zum »Notcontainer« (Gutwinski-Jeggle 1995) des unverdauten und unbenennbaren seelischen Materials und als Objekt oder Symbol instrumentalisiert wird (Hirsch 1989, 2003). Pointiert formulierte diesen Vorgang eine 19-jährige Patientin von mir: »Ich brauche Sie als meine *Überlegensstation,* dann muss ich nicht mehr alles meinem Körper aufhalsen.«

Da diesen zerborstenen, sich selbst peinigenden Menschen vor allem ein Interpret gefehlt hat, der ihnen dabei hätte helfen können, ihre frühen körpernahen Trieb- und Affektstürme, noch unbenennbare Ängste, das Taumeln zwischen einem Zuviel und einem Zuwenig oder gravierende und in den Leib eingeschriebene traumatische Erinnerungsbruchstücke zu verstehen, können sie nicht anders, als eben diesen Mangel am Körper selbst auszuagieren, um mithin das Unsichtbare zumindest sichtbar zu machen. Und sie wenden sich nun an uns, die professionellen »Übersetzer«, in der unbewussten Hoffnung, auf ein Gegenüber zu treffen, das ihnen hilft, jenes Unerklärliche mit Sinn zu versehen (vgl. Gerisch 2006). Aus der Perspektive des Übertragungs- und Gegenübertragungsgeschehens betrachtet, kann der Analytiker gleichsam vom Patienten implizit aufgefordert sein, »*vor allem in seinem Körper* die präsymbolischen und konkreten Manifestationen zu containen, die der Geburt emotionaler und psychischer Phänomene ›vorausgehen‹« (Lombardi/Pola 2011, S. 150).

Um es noch einmal zu betonen: Maßgeblich ist nicht allein, was der Patient *sagt*, sondern was wir mit ihm im psychotherapeutischen Prozess *erleben.* Es kann demnach auch dann ein erhöhtes Gefährdungspotenzial vorliegen, wenn die manifeste Rede keine Anzeichen dafür bietet. Suizidalität erweist sich folglich als eine Form kommunikativen Handelns, das aus inneren konflikthaften und traumatisierenden Objektbeziehungserfahrungen hervorgeht und sich gleichsam sprachlos an ein inneres und/oder reales

Objekt wendet, während der unbewusste Sinn der intentionalen Botschaft dem Suizidalen selbst jedoch selten bewusst ist.

Das Unausdrückbare tobt

Gleichermaßen kann jeder Suizidhandlung – auch dem vollendeten Suizid – eine unbewusst determinierte intentionale und somit interaktionelle Funktion immanent sein. Der zum Teil schwer regredierte Zustand, der einem Suizidversuch fast immer vorausgeht, verdeutlicht, dass aktualisierte bedrohliche und katastrophische Erfahrungen nicht mehr integriert und durch Bedeutungszuschreibungen aufzufangen sind, sondern der innere Druck, das Erleben von Überflutetsein etc. kann einzig durch konkretes Handeln abgeführt und bewältigt werden. Wilfred R. Bion (1970) entwarf das Modell der *katastrophischen Veränderung*, mit dem sich die explosive Kraft im Suizidalen erfassen lässt, die zu intensiv ist, um intrapsychisch »contained« zu werden, und zum Handeln zwingt, ein Handlungsdruck, der bei suizidalen Jugendlichen besonders plastisch zum Ausdruck kommt.

Ferrari (2004) hat in Anknüpfung an Bion »auf das Problem des Körpers, das Wiederauftauchen sensorischer Turbulenzen und das physiologische Bedürfnis des Jugendlichen hingewiesen, *zu handeln, um zu erkennen*« (zitiert nach Lombardi/Pola 2011, S. 145). Spätestens hier zeigt sich die Begrenztheit der handlungsorientierten Krisenintervention, die managend den Handlungsdruck des Suizidalen abzufedern versucht und damit die Chance vergibt, im verstehenden Prozess das zur Verfügung zu stellen, woran es a priori gemangelt hat: ein tragfähiges Containment.

Verkürzt formuliert, verweist das komplex und vielschichtig determinierte Symptom der Suizidalität geradezu paradigmatisch auf eine grundlegend gestörte oder passager entgleiste Symbol- und Repräsentationsbildung. Das heißt, sie ist einerseits durch das Fehlen von Repräsentationen, insbesondere des Destruktiven und destruktiver Erfahrungen, gekennzeichnet und andererseits durch die fehlende oder brüchige Fähigkeit, die Abwesenheit des anderen durch Symbolbildung zu transformieren und damit erträglich zu machen.

Auch Joachim Küchenhoff (1990) vertritt die These, dass Desymbolisierung wiederum nicht gleichzusetzen sei mit Derepräsentation, also nicht durch »ein Fehlen von Bildern« gekennzeichnet sei, sondern durch die Ausgliederung aus dem unbewussten Strukturzusammenhang, in dem die unbewussten Symbole miteinander vernetzt seien:

> »Desymbolisierung ist ein Abwehrvorgang, der nicht an die Verdrängung gebunden ist, für den vielmehr ein eigener Begriff reserviert bleiben sollte, nämlich der Abwehrmechanismus der Verwerfung. Die Verwerfung erzeugt Lücken in diesem symbolischen Netzwerk. Die Folge ist die Unterbrechung der assoziativen Kontinuität im symbolischen Erleben, und diese wiederum führt dazu, daß Repräsentationen isoliert auftreten und dadurch eine archaisch bedrohliche Qualität annehmen. Sie sind dann nicht integrierbar und werden projiziert« (ebd., S. 81f.).

Küchenhoff geht daran anknüpfend davon aus, dass jeder Suizidversuch der

> »verzweifelte und oft scheiternde Versuch [ist], etwas zur Sprache zu bringen, das bislang nicht ausgedrückt werden konnte. Zugespitzt ließe sich sagen: Jeder Suizidversuch ist ein Repräsentationsversuch, und zwar in einem Doppelsinn; es soll eine unaussprechliche oder undenkbare Erfahrung denkbar werden, oder es sollen Voraussetzungen geschaffen werden, das Undenkbare schließlich denken zu können. Der Suizidant ringt um die Möglichkeiten, Erfahrungen verarbeiten zu können, und er ringt zum Teil mit inneren Objekten, er ringt auch mit den Anderen, den Mitmenschen« (Küchenhoff 2001, S. 70).

Aus einer psychoanalytischen Perspektive können wir nun eine Differenz zwischen primärer und sekundärer Intention postulieren: Während die primäre Intention des Suizidversuchs scheinbar auf das Sterben abzielt, verbirgt sich im suizidalen Appell auf der Ebene der sekundären Intention häufig der unbewusste Wunsch, der andere möge hören, was nicht sagbar ist, also entschlüsseln und in Worte fassen, was dem Patienten selbst nur erleb-, nicht aber verstehbar und damit rätselhaft ist (vgl. auch Kettner/Gerisch 2004).

Mit dem folgenden Beispiel lässt sich besonders plastisch das Umkreisen des Suizidalen veranschaulichen, das von einer tief greifenden Sprachlosigkeit und psychischen Derepräsentation geprägt war und der Behandlerin eine beträchtliche Toleranz an Nichtwissen und Nichtverstehen abverlangte:

Das unbenennbare Grauen in mir

Die 23-jährige, etwas rätselhaft wirkende Patientin wandte sich nach einem längeren psychiatrischen Aufenthalt an das TZS. Sie sei damals in einen grauenvollen Zustand geraten, ohne dass sie den Auslöser benennen oder den Zustand selbst genauer beschreiben könne. Tagelang sei sie getrieben und verängstigt in ihrer Wohnung auf und ab sowie durch die Stadt gelaufen. »Es ist irgendwie so gewesen, als habe etwas Grauenvolles aus mir herausdrängen wollen, von dem ich gar nicht wusste, dass es in mir ist. Ich fühlte nur: Entweder es bringt mich um, wenn es rauskommt, oder ich bringe mich um, damit es drinbleibt.« Mit diesen Worten kommentierte sie ihr Erleben. Über viele Wochen war der Prozess von einem Kreisen, Stocken, Suchen, Tasten, von Leere und Verrätseltem gekennzeichnet.

Irgendwann deutete sie an, dass es sich bei dem »namenlosen Grauen« um eine quälende, anhaltende sexuelle Fantasie handele, die sie habe, seit sie *denken* könne. In ritualisierten szenischen Abläufen fantasiere sie, dass ein Frauenarzt mit eiskalten Gerätschaften in sie eindringe. Nur im exzessiven Masturbieren erlebe sie eine vorübergehende Erlösung. Im Verlauf der Behandlung zeichnete sich ab, dass diese auf einer Schmerz-Lust-Verstrickung basierende und in diesem Sinne »perverse« Fantasie ihr gesamtes Denken blockierte und inzwischen simpelste Handlungsabläufe verunmöglichte. So konnte sie an ihrem Arbeitsplatz einen Kopierauftrag nicht mehr erledigen, weil sie, wenn sie am Kopierer stand, nicht mehr wusste, was sie mit dem Blatt in der Hand wollte. »So kann man nicht leben«, bemerkte sie fast lakonisch.

Das Erleben des »Dazwischenschiebens« prägte auch unseren Kontakt. Ich konnte den manifesten und semantischen Gehalt der Patientin erfassen, aber ich fand keinen lebendigen emotionalen Kontakt zu ihr. Die von der Patientin als spektakulär erlebte Fantasie, die sie unter großer Scham enthüllt hatte, erwies sich als undurchdringlicher Schutzschirm, als eine Metapher, die Schlimmeres zu verdecken schien.

Es fühlte sich so an, als sollte ich durch das Kryptisch-Geheimnisvolle auf sie fixiert bleiben, während ich zugleich weggeschoben wurde bzw. sich etwas *zwischen uns schob*. Mehr noch: In meinem Bemühen, sie zu verstehen, fürchtete ich, so intrinsisch wie der eindringende Frauenarzt und in eine sadomasochistische Interaktion verstrickt zu werden.

Mit Gewissheit war nicht zu erschließen, welche Gedankenverbindungen mittels der Fantasie attackiert werden mussten oder welche traumatischen Erfahrungen dadurch ferngehalten werden sollten. Zugleich drängte sich die Annahme auf, dass die »Frauenarztfantasie« als eine Art Deckerinnerung fungierte und die Annahme eines sexuellen Missbrauchs zwar nahelegte, die sich aber aus dem Material und dem szenischen Geschehen nicht zwingend erschloss und vielleicht auf eine falsche Fährte lockte. Es stand indes zu vermuten, dass die perverse, so klar konturierte Fantasie als Bollwerk gegen einen (passageren) psychotischen Zusammenbruch diente, zugleich aber nun ihrerseits einen Kollaps jedweder Ich- und Denkfunktionen induzierte.

Wir hatten es also mit zwei dominierenden Symptomen zu tun: Da war zum einen die perverse Fantasie, in der sich gleich einem Traumbild vielschichtige, derepräsentiert gebliebene katastrophische Verfasstheiten verdichteten – die als Angriffe auf Gedankenverbindungen auftraten – und die einen Zusammenbruch zugleich verhinderte *und* beförderte. Zum anderen existierte die Suizidalität, die primär auf Auslöschung der perversen Fantasie zielte, um ein Weiterleben zu ermöglichen, dieses aber zugleich und faktisch zerstören würde.

Die Suizidalität erscheint hier gleichermaßen als Ursache und Folge einer fundamentalen Denkstörung. In ihr brachte sich das Streben nach Totalauslöschung des Circulus vitiosus von psychotischer Angst, perverser Fantasie, Denkblockade, exzessiver Masturbation und Zusammenbruch der Ich-Funktionen zum Ausdruck. Hier scheint auf, dass mit dem Suizid nicht die äußerste Auflösung fantasiert wird, sondern er den paradoxalen Versuch darstellen kann, die Desintegrationsgefahr des Selbst aufzuheben.

Zusammengefasst stand ich in der Behandlung vor folgendem Dilemma: »Machte« ich der Patientin die Fantasie »weg«, so ihr vordergründiger und drängendster Wunsch, dann drohte unter Umständen eine psychotische Dekompensation. Arbeitete ich nicht daran, so stand ein Suizid zu befürchten. Dieses Dilemma verwies zugleich auf den eingeengten psychischen Innenraum, in dem das Denken vollständig

> verhakt zu sein schien und das perverse Symptom nicht nur das eigene Denken, sondern auch unsere therapeutische Verbindung blockierte. Eindrucksvoll brachte die Patientin dies in einer der Stunden zum Ausdruck: »Die Wahrheit ist: Ich kann nicht sagen, was ich fühle, denn das, was ich sage, ist nicht das, was ich fühle. Ich finde keine richtigen Worte und irre in mir umher.«

Folgt man dem Gedanken der suizidalen Sprachlosigkeit, die sich aus dem Umstand speist, dass sich suizidale Zustände und Verfasstheiten bereits in der präsymbolischen Phase der Säuglingszeit in den Körper eingravieren können, sozusagen »embodied« (vgl. Leuzinger-Bohleber et al. 1998) oder »ver-körpert« werden, dann ließe sich das Ausmaß der Metaphorisierung des Suizidalen erklären, das in der Regel mit einem breit gefächerten, unbewussten Bedeutungsspektrum verknüpft ist und weit mehr zum Ausdruck bringen will als »Tot-Sein«.

Fantasie und Metapher

Vergegenwärtigen wir uns, dass die (bildschematische) Metaphorisierung der elaborierten Kommunikationsformen vorgängig ist, dann ließe sich folgern, dass die Metapher etwas Nichtsagbares mitteilen will und gleichsam den Versuch darstellt, eine Brücke zwischen (präverbal) Psychischem und Kommunikation herzustellen (vgl. Buchholz 1998, S. 554).

Diese leitende Annahme ist im Kontext der Suizidalität besonders aufschlussreich, weil hier überdies zwei Spezifika auffallen: Erstens befinden wir uns mit der Suizidalität in einem Grenzbereich dessen, was a priori nicht gedacht und somit nicht repräsentiert werden kann, der Tod selbst, der immer nur subjektiv verzerrt und soziokulturell überformt vorstellbar ist. Suizidalität impliziert daher eine komplexe Todesmetaphorik, die ein breites Spektrum von individuell geprägten Verfasstheiten und Bedeutungsebenen umspannen kann. Das heißt zweitens, dass wir bei suizidalen Personen häufig auf ein mehr oder minder vollständig entgleistes Sprachspiel treffen, in dem sprachliche Elemente und Gesten (»Ich will sterben!« und »Rette mich!« oder beides), Handlungsmuster (Suizidversuche) und Expressionen (etwa

Anklammerungsverhalten) nicht mehr ›zusammenpassen‹ oder sogar auseinanderdriften.

Diese Desintegration kommt am plastischsten in der (vermeintlich) auf den Tod hin ausgerichteten Suizidhandlung einerseits und den unbewussten suizidalen Fantasien und immanenten Intentionen andererseits zum Ausdruck: Intentionen und Fantasien, die kehrseitig dem Leben zugewandt sein können oder sich auf die Abtötung eines Teilaspekts/Teilobjekts beziehen, dessen Vernichtung ein Weiterleben ermöglichen soll. Dies erhellt die bereits von Heinz Henseler (1984) beschriebene scheinbare Paradoxie der bei suizidalen Menschen ausgeprägten, zuweilen hypochondrischen Todesängste, während die Suizidalität selbst als autonomiesichernder und separativer Akt überaus positiv konnotiert ist. Das folgende Beispiel veranschaulicht dies:

> Frau S., eine chronisch suizidale Borderlinerin, kam aufgelöst zur Stunde: In der Nähe ihrer Wohnung sei eine Fahrradfahrerin tödlich verunglückt. »Das hätte ja ich sein können. Die war einfach tot und konnte sich nicht mehr wehren.«
>
> »Und Sie wollen ja auch ständig tot sein«, sagte ich.
>
> »Ja«, erwiderte sie energisch, »aber doch nur dann, wenn ich es will!«

Eine Verwirrung zwischen übertragener und konkreter Bedeutung zeigt sich auch dann, wenn der Patient sein Erleben, psychisch wie tot zu sein, allein im realen Tod glaubt repräsentieren zu können, was häufig in folgenden, metaphorisierenden Wendungen zum Ausdruck gebracht wird: »Ich fühle mich wie tot, seit X mich verlassen hat«, »Ich möchte im Boden versinken vor Scham, so kann ich nicht weiterleben«, »Ich bin vernichtet, seit mein Chef mir gekündigt hat«.

Hier eröffnet sich eine weitere Perspektive, in der sich Suizidalität als sprachloser Angriff auf die Zeitgebundenheit von (unerträglichen) Erfahrungen offenbart: »Ein sehr kurzer Augenblick«, schreibt Roland Barthes (1988) in Anlehnung an Winnicott, »trennt [...] die Zeit, in der das Kind seine Mutter noch für abwesend hält, von der, in der es sie bereits tot glaubt« (S. 30). Es ist diese existenzielle und in den Körper eingeschriebene Erfahrung der als tödlich empfundenen Abwesenheit, eine verkörperte primäre Mangelerfahrung, in der die Wiederkehr des anderen noch nicht antizipiert werden kann und als fixierte Zeitdimension des »Nie-Endens« im psychischen Erleben überdauert, jederzeit dazu angetan, in späteren Verlassenheitssituationen in jener mörderischen Akzentuierung reaktualisiert zu werden.

Nach Auffassung von Ilse Grubrich-Simitis (1984) basieren Konkretisierungen, die bei Suizidalen so häufig zu verzeichnen sind, auf melancholischen Introjektions- bzw. Inkorporationsmechanismen, und zwar mit dem Ziel, die endgültige innere Trennung von den verlorenen, traumatisierenden oder destruktiven Liebesobjekten zu vermeiden oder zumindest *hinauszuzögern.* In diesem Sinne stellt die Konkretisierung eine blockierte Trauerarbeit dar, die in ihrem normalen Verlauf mit einem allmählichen Besetzungsabzug von den Objektrepräsentanzen einhergeht.

Mithilfe der suizidalen Fantasie wird die unerträgliche Dauer des Schmerzes, der Trauer, des Abschieds, die lange Schleifspur des Leidens und der Verletzungen aufgehalten, manipuliert und aufgelöst. In diesen Ausgestaltungen des eigenen Todes muss nun der unerträgliche Zustand nicht mehr bei »lebendigem Leibe« erfahren und ausgehalten sowie phantasmatisch ausstaffierte, zeitlose Glücks- und Ungetrenntheitsmomente können in ein schmerzfreies Jenseits transformiert und projiziert werden. »In den zwei entgegengesetzten Situationen«, schreibt Sigmund Freud (1916–17), »der äußersten Verliebtheit und des Selbstmordes wird das Ich, wenn auch auf gänzlich verschiedenen Wegen, vom Objekt überwältigt« (S. 439).

Ich möchte aus der Literatur ein Beispiel für eben diese Objektüberwältigung und die damit untrennbar verknüpfte, unerträglich gedehnte Leidenszeit geben, das von der französischen Schriftstellerin Annie Ernaux stammt, die uns mit ihrem unzensierten Tagebuch *Sich verlieren. Die Geschichte einer Obsession* (2003) eine bestürzende, gleichwohl differenzierte Textur einer Amour fou mit einem verheirateten, russischen Diplomaten an der Pariser Botschaft hinterlassen hat. Dieser Mann, S. – »eine Figur des Absoluten, ein Vertreter dessen, das namenloses Grauen hervorruft« (S. 10) –, und die Begegnungen mit ihm werden für ein Jahr zum zentralen und einzigen Mittelpunkt ihres bis dahin kreativen und erfüllten Lebens. »Seit September letzten Jahres habe ich nichts anderes getan, als auf einen Mann zu warten: darauf, daß er mich anruft oder zu mir kommt« (Ernaux 1992, S. 9, und 2003). Außer sich zwischen unstillbarem, süchtig-erotischem Begehren und beklemmenden Abstürzen in etwas »Rohes, Schwarzes, Heilloses« (Ernaux 2003, S. 9) taumelt sie angesichts seiner drohenden endgültigen Rückkehr nach Moskau, in einem unerträglichen Erleben rasenden Stillstandes gefangen, auf den Abgrund eines »wahnsinnigen« Selbstverlustes zu, aus dem sie sich allein durch das Schreiben dieses Buches zu retten versucht:

> »Ich fahre nach Marseille, ohne ein Lebenszeichen von ihm bekommen zu haben. Natürlich habe ich gestern Abend geweint. Bin um zwei Uhr nachts aufgewacht. Schmerz und Gleichgültigkeit gegenüber dem Tod, ja Sehnsucht danach. Die Idee, ich könnte über ›diesen Menschen‹ schreiben, über diese Treffen, ersetzt den Gedanken an den Tod« (S. 27).
>
> »Wie immer, wenn er da war, schlafe ich nicht, ich bin immer noch in seiner Haut, in seinen männlichen Bewegungen« (S. 38).
>
> »Der Zyklus beginnt wieder von vorn: mit Katzenjammer, Starre; ich kann überhaupt nichts Kreatives vollbringen. Dann wieder das Warten, die Lust, das Leiden, denn bei der Art unserer Beziehung bin ich der Gnade seiner Anrufe ausgeliefert [...]. Migräne und Augenflimmern von der Sonne. Danach bin ich wie verrückt, bin depressiv im schlimmsten Stadium und habe Angst. Mein Leben hat im Augenblick keine andere Zukunft als das nächste Klingeln des Telefons am Abend. Sein Tod wäre für mich ein Desaster, von dem ich nicht weiß, ob ich mich jemals davon erholen könnte« (S. 43).
>
> »Schreckliche Nächte und vor allem schreckliches Erwachen; will nicht aufwachen, will wieder in den Schlaf sinken, *bis das Leiden ausgelöscht ist, bis die nötige Zeit, ein Teil meines Lebens vorbei ist«* (S. 158f.; eigene Hervorhebung).

Zusammengefasst kann sich im Suizidalen auf paradoxale Weise der überbordende Hass auf die Zeit, die nicht vergeht, *und* auf die Zeit, die nicht vergehen soll, im Angesicht der erzwungenen Anerkennung von drohender Trennung, Begrenzung und Vergänglichkeit schlechthin verdichten (vgl. auch Gerisch 2005).

Der Körper als Leibbühne intrapsychischer Katastrophen

Entwicklungspsychologisch, metatheoretisch und klinisch ist also von zentraler Bedeutung, ob es in der psychischen Entwicklung gelingen konnte, Gefühle und Affekte zu *denken* und damit auch sprachlich zu bezeichnen, oder ob diese auf einem vorsprachlichen Niveau stagniert, auf dem Gefühlszustände nur als diffuses Körpererleben wahrnehmbar sind und zum Teil heftige Affekte weder gespürt noch benannt werden können, sondern unmittelbar in den Körper abgeführt werden müssen.

So ist auch in der zeitgenössischen Psychoanalyse nicht der Körper Gegenstand der metatheoretischen Konzeption und Behandlungstechnik, sondern die *Bedeutung*, die er annehmen kann. In der Tradition Freuds stehend, werden psychopathologische Verformungen des Körpers und seine Instrumentalisierungen als Ausdruck intrapsychischer Konfliktlösungen verstanden und möglichst exakt erfasst – je nach psychoanalytischer Schulrichtung im Hinblick auf die Struktur, die intra- und interpersonelle Dynamik etc.

In dem Maße, wie sich die Psychoanalyse weg von der Triebtheorie hin zu einer Beziehungspsychologie entwickelt hat, wird die Formierung des Körperbildes verknüpft mit Selbstwerdungs-, Identitäts- und Interaktionsprozessen betrachtet – und diese insbesondere in ihrer Reaktualisierung im analytischen Geschehen. Entsprechend wird der Körper heute in seinen Erscheinungs- und Ausdrucksformen als Funktion in Beziehungen gesehen und Körpersymptome und -reaktionen werden als Niederschläge zumeist unbewusster, intrapsychischer Beziehungserfahrungen verstanden. Das heißt, in der modernen Psychoanalyse ist das Primat der Körpererfahrung – der Vorstellung, dass im protomentalen System Somatisches und Psychologisches oder Mentales undifferenziert sind – weitgehend durch das Primat der primären Intersubjektivität der Körpererfahrung abgelöst (vgl. Buchholz 1998; Buchholz 2008; Buchholz/Gödde 2005; Buchholz et al. 2008; Hirsch 2011a).

Suizidales Erleben im Kontext des bedrohlich erlebten adoleszenten, triebhaften Körpers oder des kranken, verlangsamten, behinderten Körpers des älteren Menschen erschließt sich folglich nicht aus einer vermeintlich objektivierbaren Beeinträchtigung, sondern aus den damit verbundenen Fantasien und reaktualisierten Objektbeziehungserfahrungen, die um Ohnmacht, Abhängigkeit, Unverfügbarkeit und Ausgeliefertsein kreisen. Oder der versagende, schwächliche und alternde Körper wird als narzisstische Kränkung im Kontrast zu vom Über-Ich geleiteten Perfektionsidealen und -anforderungen empfunden (vgl. Teising 1984, 2001, 2004).

Vor dem Hintergrund zeitgenössischer entwicklungspsychologischer Theorien und Konzepte, die den Konnex von Leib und Seele in den Blickpunkt rücken, können wir Freuds Formel vom Mord am inneren Introjekt weiter ausdifferenzieren und die These formulieren, dass sich mörderische Impulse nicht nur gegen einen introjizierten anderen, sondern auch gegen ein inneres Objekt richten können, das einen unerträglichen Selbstanteil repräsentiert, der im Körper lokalisiert wird. So lässt sich im Kontext des suizidalen Agierens nun mit David Bell (2008) fragen: »Who is killing what or whom?«

Traumatische Erfahrungen in ihrem vielschichtigen Gepräge begünstigen es, dass der Körper fortgesetzt als Objekt erlebt und zum Austragungsort intrapsychischer Konflikte oder, gemäß der kleinianischen Theorie, innerer Objekte wird. Dem Körper als Schauplatz der intrapsychischen und zugleich desymbolisierten und/oder somatisierten Dramatik scheint eine multideterminierte, immer aber auch kompensatorische und stabilisierende Bedeutung zuzukommen, sodass, nur scheinbar paradox – wie in dem vorangegangenen Beispiel gezeigt –, Selbstbeschädigung sogar der Selbstfürsorge dienen kann, um einer totalen Desintegration des Selbst entgegenzuwirken (vgl. auch Gerisch 2006; Hirsch 2011; Küchenhoff 1999).

Jede Körperwahrnehmung ist a priori aus sensomotorischen Qualitäten und Impulsen gespeist, die aber von Anbeginn intersubjektiv eingebettet ist und damit nicht nur auf die ursprüngliche existenzielle Bedürftigkeit, sondern auch auf die unhintergehbare Abhängigkeit vom anderen verweist (vgl. Buchholz 2008). Das heißt, die in den Körper eingeschriebene, zumeist hochkonflikthaft erfahrene Abhängigkeit vom anderen setzt sich fort und potenziert sich im Suizidalen bis dahin, dass der Körper nun selbst zur Leibbühne der intrapsychischen Dramatik und angegriffen wird, eingedenk der Voraussetzung, dass die inneren Objekte katastrophisch und traumatisch durchwirkt sind.

Aus der psychoanalytischen Behandlung suizidaler Jugendlicher wissen wir zudem (vgl. Laufer/Laufer 1984), dass entwicklungstypische Prozesse der Adoleszenz diese spezifischen Spaltungsvorgänge und projektiven Mechanismen begünstigen: Das heißt, in dem Maße, wie der sexuell reifende Körper als verfolgende Bedrohung des psychischen Gleichgewichts erlebt wird, dient die phantasmatische Vorstellung, den beunruhigenden Körper, nicht aber den *Geist* (»mind«) auszulöschen, als Kompensationsstrategie, um den gefürchteten Zusammenbruch des Selbst abzuwehren.

Diese passager psychotische Pars-pro-Toto-Lösung stellt sich, auch im Erwachsenenalter, übersetzt wie folgt dar: Auf den Körper können sowohl ein destruktives und/oder idealisiertes inneres Objekt als auch destruktive, idealisierte oder bedürftige Selbstanteile projiziert werden. Da mit der Suizidhandlung immer auch polarisierende unbewusste Fantasien einhergehen, können die Attacken gegen den Körper mit der Vorstellung verbunden sein, ein auf ihn projiziertes destruktives Objekt zu vernichten, um dann mit einem ebenfalls im Körper lokalisierten idealisierten Objekt zu verschmelzen (vgl. auch Campbell 1994; Friedmann et al. 1972).

Dieses Phänomen verweist nicht nur auf die der Suizidalität immanenten Spaltungsprozesse, sondern legt den Schluss nahe, dass der Suizidalität auf paradoxe und zugleich fatale Weise eine synthetisierende und integrierende Funktion zufällt, die am Kernkomplex von Fusions- und Abgrenzungsfantasien, von Trennungs- und Ungetrenntheitsphantasmen besonders plastisch zum Ausdruck kommt. Die phantasmatisch ausgestattete Todesvorstellung basiert dann auf der Fantasie, mit dem Objekt im Tod verschmolzen *und* durch den Tod von ihm gänzlich getrennt zu sein. Aus der Perspektive einer antifusionären Bewegung könnte man überspitzt formulieren, dass dem Suizid/dem Tod und den mit ihm korrespondierenden Fantasien eine Triangulierungsfunktion zukommt, das heißt, der Tod würde sich als drittes Objekt vorgestellt, das aus einer verschweißten Dyade herauszuhelfen imstande wäre.

Suizid, Geschlecht und Gender

An kaum einem anderen Symptom wie am Suizid brechen und verdichten sich so imposant das reflexive Zusammenspiel von Kultur und Natur, von Gender und Geschlecht sowie von außen und innen. Die Tatsache, dass Frauen doppelt so häufig Suizidversuche wie Männer unternehmen und ein ungleich höheres Risiko tragen, an einer Depression zu erkranken, wurde in den traditionellen Erklärungsmodellen zur Suizidalität und zur Depression, abgesehen von gelegentlich zaghaften Verweisen auf artefakt- und genderspezifische Faktoren, stets dem anderen, sich aufgrund seiner hormonell-biologischen Ausstattung vom Mann unterscheidenden Körper der Frau zugeschrieben. Ähnlich war es bei dem ungleich höheren Risiko von Frauen, an einer Depression zu erkranken. Nicht zuletzt taucht dieses körperzentrierte Ätiologiemodell sowohl in den trieb- als auch in den narzissmustheoretischen Konzeptualisierungen wieder auf.

Die Genese des Symptoms der Suizidalität kann also nur unter Berücksichtigung des traditionellen Geschlechterarrangements, das heißt der soziokulturell geprägten Geschlechterkonstruktionen und der damit im Zusammenhang stehenden spezifischen Geschlechtersozialisation einschließlich der bei Männern und Frauen unterschiedlichen Genese der Geschlechtsidentität betrachtet und verstanden werden.

Die Soziologin Christina Rachor (1995) hat in ihrer strukturanalytischen Argumentation das reziproke Zusammenspiel vom Einfluss der Geschlechterrolle – die gegenwärtigen Ideal- und Wertvorstellungen von »weiblich« und »männlich« im Kontext einer Geschlechterhierarchie zuungunsten der Frauen –, der strukturellen Merkmale von Suizidversuch und Suizid sowie des Wandels der Geschlechterrolle im Hinblick auf die weibliche Suizidversuchshandlung herausgearbeitet. Sie zeigt die dichte Korrespondenz auf zwischen den strukturellen Merkmalen der weiblichen Geschlechterrolle – definiert als schwach, abhängig, passiv, beziehungsbezogen etc. – und des Suizidversuchs als spontan, inkongruent, ambivalent, unüberlegt, appellativ. Demzufolge korrespondiere die Semantik der Geschlechter mit der strukturellen, geschlechterstereotypen Konzeptualisierung von Suizid und Suizidversuch. Verkürzt formuliert, braucht der Suizid, so wie der als autonom, stark und unabhängig gedachte Mann, nicht die Hilfe des anderen, während die Frau mit dem als appellativ und beziehungsorientiert eingesetzten Suizidversuch das Stereotyp weiblicher Bindungsorientiertheit reproduziert.

Bei allen soziokulturellen Veränderungen der Geschlechterstereotypien, die mit beunruhigenden Verwirrungen für Männer *und* Frauen verbunden sind, befördert der traditionelle *weibliche Sozialisationsprozess* eine Fixierung auf die Ästhetisierung des Körpers, eine Prädisposition zur Depressivität und zur Autoaggressivität sowie damit implizit den destruktiven Umgang mit dem eigenen Körper. Psychodynamisch betrachtet, speist sich aus eben diesen drei klassischen Quellen – Verlust/Depression, Aggression/Autoaggression, Narzissmus/Selbstwert – das suizidale Syndrom und verweist damit implizit auf die signifikanten, geschlechtsspezifischen Konnotationen (vgl. Gerisch 1998, 2003).

Entwicklungspsychologisch betrachtet, spielt darüber hinaus in der Genese der Geschlechtsidentität eine, wenn nicht die zentrale Rolle, dass das erste Liebesobjekt im Leben des Kindes, nämlich die Mutter, für das Mädchen ein gleichgeschlechtliches, für den Jungen ein gegengeschlechtliches ist. Schon aufgrund dieser basalen und unveränderbar konstanten Voraussetzung unterscheiden sich die Entwicklungen und die damit verbundenen Anforderungen und Bewältigungsmuster von Mädchen und Jungen grundlegend, und zwar im Hinblick auf die Konsolidierung der Geschlechtsidentität (präödipale Phase) und der Objektwahl (ödipale Phase) (vgl. Person/Ovesey 1983).

Identitätsbildung

Für den Jungen ist es aufgrund dieser zentralen Ausgangskonstellation immer schon schwieriger, den Weg seiner männlichen Identitätsentwicklung zu beschreiten und sicher zu finden. Denn er macht von Beginn an die Erfahrung, sich aufgrund seines Geschlechts von der Mutter zu unterscheiden, das heißt: Die Erfahrungen von Getrenntheit und Andersartigkeit bezogen auf die Mutter sind die prägenden Aspekte der männlichen Geschlechtsidentität. Es ist diese Spannung, mit der ein Junge ein

Leben lang fertig werden muss, und seine (regressiven) identifikatorischen Wünsche, mit der Mutter eins zu sein, aktualisieren einerseits immer schon die Angst vor der latenten Gewissheit der Andersartigkeit und sind andererseits stets mit einer Bedrohung seiner Geschlechtsidentität, also seiner andersartigen Männlichkeit, verbunden.

Die männliche Identitätsbildung ist durch Trennung sowie das Streben nach Leistung und Autonomie zu charakterisieren. Zudem scheint bei suizidalen Männern auch die Bindung an den Vater häufig missglückt zu sein. Daraus können sowohl Konflikte in und mit der männlichen Geschlechtsidentität resultieren als auch spezifische Probleme in der Organisation einer stabilen Abwehr aggressiver Impulse (vgl. Lindner 2006).

Für das Mädchen hingegen bestehen die prägenden Erlebnismodalitäten in der Beziehung zum Primärobjekt Mutter in der Erfahrung von Einssein, Gleichheit und Ungetrenntheit. Das Gleichsein mit der Mutter impliziert weitaus weniger Schwierigkeiten im Hinblick auf seine Entwicklung einer weiblichen Geschlechtsidentität. Die Spannung aber, mit der ein Mädchen ein Leben lang ringen muss, betrifft die Konfliktthematik, sich aus der primären Gleichheit zu einer individuierten, von der Mutter getrennten weiblichen Persönlichkeit zu entwickeln. Während demnach die präödipale Beziehung zur Mutter beim Jungen durch Trennung charakterisiert ist und seine regressiven Verschmelzungswünsche eine Bedrohung seiner Geschlechtsidentität darstellen, droht dem Mädchen nicht der Verlust seiner Weiblichkeit generell, wohl aber der seiner individuierten und autonomen Weiblichkeit.

Die primäre, enge Bindung der Tochter an die Mutter, das Phänomen des Ineinanderfließens beider Körper, in dem der eigene wie ein Anteil des mütterlichen Körpers erfahren wird, bewirkt, dass das Mädchen und später die Frau in allen weiteren physiologischen Reifungsphasen, in denen es zur Reaktualisierung dieser spezifischen Verwobenheit kommt, unablässig darum kämpft, eine von der Mutter unabhängige Selbst- und Körpervorstellung zu erringen. Das unermüdliche Ringen zentriert sich in dem Wunsch, sich in Besitz eines eigenen, von der Mutter getrennten (sexuellen) Körpers erleben zu können (vgl. auch Berger 1989).

Verkürzt formuliert, neigen Männer eher zu Schwierigkeiten in Beziehungen und scheitern häufig im Aufbau einer stabilen und emotional verlässlichen Partnerschaft, Frauen hingegen neigen eher zu Konflikten mit ihrer Autonomie und Individuation.

Selbst wenn heute suizidale Männer und Frauen mit sehr ähnlichen Konfliktthemen wie Trennungserlebnissen in Psychotherapien auftauchen und zudem das Stereotyp des »She died for love and he for glory« (Canetto 1992) weitenteils als Mythos entlarvt ist, so gibt es, insbesondere unter Einbeziehung entwicklungstheoretischer und psychodynamischer Konzepte, weitere bedeutsame Unterschiede zwischen den Geschlechtern (vgl. Gerisch 2000, 2003).

Die projektive Verwendung des Körpers

Die geschlechtsspezifischen Unterschiede zeichnen sich insbesondere in der projektiven Verwendung des Körpers ab. Das heißt, dass der Körper für Frauen und Männer in unterschiedlicher, auch geschlechtstypisierender Weise besetzt und instrumentalisiert wird. Daraus resultiert die zentrale Frage: Wofür steht der Körper und wie und in welcher Weise wird er zum Austragungsort intrapsychischer Konflikte? Es gilt inzwischen als klinisch-empirischer Common Sense, dass Männer eher zu fremdaggressivem Verhalten neigen und zu Externalisierungen, Frauen hingegen zu autoaggressivem Verhalten und Internalisierungen (vgl. King 2002). Diese Tendenz bildet sich auch bei suizidalen Männern ab, die oftmals stärker als Frauen von Amoklauffantasien und rivalisierenden Tötungsattacken beherrscht sind, und diese ja durchaus in die Tat umsetzen. Wenn Männer töten, dann töten sie den Liebespartner oder löschen die ganze Familie aus, bevor sie sich selbst suizidieren. Wenn Frauen töten, dann töten sie vor allem ihre eigenen, primär als »Selbstobjekte« empfundenen Kinder (vgl. Wiese 1993).

Auch bei den von mir behandelten suizidalen Männern tauchte nicht selten die bereits von Jacqueline Rousseau-Dujardin (1987) skizzierte Dynamik auf, dass jene zur Abwehr von Kränkungs- und Verlassenheitsgefühlen eher mit Wut und Rache wie auf einen *Besitzverlust* reagierten und ihr »phallisches Recht« bis hin zu Mordimpulsen und -androhungen zu erzwingen versuchten. Frauen hingegen reagieren auf Trennungen ungleich häufiger als Männer mit einem masochistisch-depressiven Modus massiver Selbstentwertung und der klassischen, gegen die eigene Person gewendeten Aggression. Es kommt zur Reaktualisierung eines auch soziokulturell überformten, chronisch beschädigten narzisstischen Selbst und zu einer Suizidhandlung, die nicht allein auf die Tötung eines introjizierten Objekts abzielt, sondern auf dessen Erhalt, Schutz, Änderung und Sicherung (vgl. Kind 1992).

Im Rahmen der psychotherapeutischen Behandlungen machten wir die Erfahrung, dass sich die Frauen generell sowohl in ihrem sozialen Umfeld als auch in den Behandlungen als objekt- und beziehungsbezogener erwiesen. Unter den Männern ließen sich hingegen ausgeprägte Beziehungsstörungen finden im Sinne einer »narzisstischen Wüste«, die nicht selten zu den von John Steiner (1998) beschriebenen klassischen Rückzugsbewegungen führten und/oder mit einer Fixierung auf den beruflichen Bereich als Kompensation des Versagens in zwischenmenschlichen Beziehungen einhergingen.

Gerade letzterer Befund könnte sozialisationstheoretisch als ein Hinweis auf eine charakteristisch männliche Abwehr interpretiert werden, die es dem Mann weder erlaubt, sich schwach und hilflos zu erleben, noch, dies gegenüber anderen zu offenbaren. So zeigten viele Männer gerade in der initialen Phase der therapeutischen Beziehung starke Schamgefühle hinsichtlich der Tatsache, den Suizidversuch – als typisch weiblich codiert – überlebt zu haben. Sie entwerteten sich nicht selten als »Volltrottel«, der sogar zu blöd zum Sterben ist. Ebenso zeigte sich bei den Männern in der Anfangsphase zur Abwehr von Scham, Versagen und Kränkung entweder eine ausgeprägte Entwertung insbesondere der Therapeut*in* oder es bildetete sich sehr rasch eine schillernde sexualisierte Übertragung heraus.

Unterschiede in der Genese der Aggressionsentwicklung

Und es gibt noch einen zentralen Unterschied zwischen den Geschlechtern: Während Männer ihr wie auch immer versehrtes Selbst eher durch Risiko- und Hochleistungssportarten, durch die Wendung vom belebten zum unbelebten Objekt, also mittels Alkohol- und Lifestyle-Drogen-Konsum, über perverse Ausformungen bis hin zum radikalen Suizid zu »reparieren« versuchen, zeigen meine klinischen Erfahrungen und empirische Studien, dass es überdurchschnittlich häufig Frauen sind, suizidale wie nicht suizidale, die ihren als unzureichend und mangelhaft erlebten Körper als *ursächlich* für Kränkungen, Zurückweisungen und Objektverluste halten. Das auf den Körper verschobene und an ihm festgemachte quälende Gefühl, nicht zu genügen, das sich insbesondere in der Adoleszenz zur wahnhaft anmutenden Dysmorphophobie steigern kann, wird zunächst durch zahlreiche kosmetische und operative Modellierungsmaßnahmen, Psychosomatosen, autodestruktives Verhalten bis hin zum suizidalen Agieren zu bewältigen versucht.

Während Männer also zur Externalisierung aggressiv-destruktiver Impulse tendieren, reagieren Frauen mit spezifisch autodestruktiven, auf den Körper projizierten Konfliktlösungsstrategien im Sinne des Versuchs, die Objekte im Körperinneren bzw. an der Körperoberfläche, der Haut, zu beherrschen.

Aufgrund der evidenten »Wiederkehr des Körpers« im suizidalen Agieren – insbesondere vor dem Hintergrund der entwicklungspsychologisch relevanten Anerkennungskompetenzen von Getrenntheit und Trennung, also von Selbst-Objekt-Differenz und der auszubalancierenden Nähe-Distanz-Regulation – werfe ich die Frage auf, ob der spezifische Modus der Internalisierung bei Frauen in ursächlichem Zusammenhang steht mit der Relation von Aggression und Geschlechterdifferenz, welcher sich mittels der psychoanalytischen Symbolisierungstheorien in besonderer Weise herausarbeiten ließe. Schauen wir mit dieser Matrix differenzierter und exemplarisch auf die weibliche Entwicklung, dann resultiert ein zentrales und konfliktträchtiges Dilemma, das sich wie eine poröse Bruch- und potenzielle Fixierungsstelle durch die weibliche Entwicklung zieht, aus zweierlei:

1. Der unvermeidbare präödipale, oral-sadistische Frustrationshass und fortgesetzt die als überaus ambivalent erlebte verbreitete Trennungs- und Loslösungsaggression beim Mädchen richtet sich gegen ein Objekt, das sowohl als primäres Liebesobjekt als auch als Identifikationsobjekt im Hinblick auf die Ausarbeitung seiner weiblichen Identität unverzichtbar ist.

2. Ich gehe von der Hypothese aus, dass sich infolge der spezifisch primären, engen Bindung der Tochter an die Mutter, also des Phänomens des Ineinanderfließens und der eigentümlichen Durchlässigkeit beider Körper, die gleichgeschlechtliche Mutter-Tochter-Dyade generell in einer geschlechtsgebundenen und spezifischen Weise unauflösbar wirkenden »adhäsiven Identifizierungen« (Meltzer 1974) Vorschub leistet und sich in der Tendenz zu körperbezogenen »symbolischen Gleichsetzungen« (Segal 1957) zeigt. Dies gilt insbesondere dann, wenn sich kein Dritter (idealtypisch der Vater) als präödipales und ödipales Triangulierungsobjekt anbietet. Der immerzu von Verengung oder gar Aufhebung bedrohte intersubjektive Raum erschwert jene Entwicklungsanforderung, Erfahrungen von Trennung und Getrenntheit und insbesondere von archaischer Aggressivität/Destruktivität in leibungebundene elaborierte Symbolisierungsprozesse zu transformieren (vgl. auch Gerisch 2003, 2005).

Aufschlussreich sind in diesem Kontext auch die Arbeiten von Peter Fonagy und Mary Target (1996, 1999), die in ihrer »theory of mind« differenziert herausgearbeitet haben, dass psychopathologische Auffälligkeiten wie Auto- und Fremdaggression auf einen Mangel des Aufbaus mentaler Repräsentationen zurückzuführen sind: mangelnde Repräsentation des Selbst im Anderen und – vice versa – des Anderen im Selbst. Dieser Mangel bedingt die fortgesetzte generelle Blockierung der Symbolisierungsfähigkeit psychischen Erlebens und induziert ein spezifisches Gebundenbleiben des Denkens, Fühlens und Wünschens, das im Körper und in primären körpernahen Prozessen fixiert bleibt.

Vor diesem Hintergrund postulieren die Autoren signifikante geschlechtsspezifische Unterschiede in der Genese der Aggressionsentwicklung, die gerade im Hinblick auf die Prädisposition zu Gewalt, Autodestruktivität und zur geschlechtsspezifischen Instrumentalisierung des Körpers von zentraler Bedeutung ist. Sie kommen zu dem Schluss, dass insbesondere dann, wenn es nur zu einer mangelhaften Abgrenzung von der Mutter gekommen und das Selbstgefühl somit fragil und brüchig geblieben ist, unkontrollierbare Aggressivität zur einzigen Möglichkeit werden kann, wie sich das Individuum als in Beziehung zu anderen existent erleben kann: »Bei Mädchen ist es wahrscheinlicher, daß sie diesen Konflikt zu lösen und sich von der in ihrem Denken befindlichen Mutter zu befreien versuchen, indem sie sich selbst attackieren; Jungen richten ihre Aggression häufiger gegen das Denken des Vaters, das durch andere Personen repräsentiert wird« (Fonagy/Target 1996, S. 83).

Auch wenn die traditionellen Geschlechterrollen aufzubrechen beginnen, so zeigt sich, dass sich die dichte Korrespondenz von »Weiblichkeit und Suizidversuch« unter dem Einfluss des Wandels der Geschlechterrolle noch einmal potenziert, da die emanzipatorischen Errungenschaften nicht allein zu einer qualitativ besseren Lebenssituation der Frau beigetragen haben. Jene ist vielmehr oft mit der Übernahme einer Doppelrolle einschließlich inkongruenter Rollenerwartungen und insbesondere mit einer gravierenden Identitätsunsicherheit verbunden. Frauen fühlen sich gegenwärtig in besonderer Weise einem »Superwoman-Ideal« verpflichtet, das ihnen die konfliktlose Bewältigung von Ehe, Familie und Beruf abverlangt. Die Zerrissenheit zwischen dem als unerträglich empfundenen traditionellen Lebensentwurf und der Angst, an dem Neuen zu scheitern, prädisponiert zu dem Verhaltensmuster, das diese Widersprüchlichkeit – leben, aber *so* nicht mehr leben wollen – in sich vereint: dem Suizidversuch (vgl. Gerisch 1998, 2003; Rachor 1995).

Mehr noch: Klinische Erfahrungen legen gegenwärtig den Schluss nahe, dass Frauen infolge gestiegener Anforderungen und Doppelbelastungen nicht nur der Gefahr ausgesetzt sind – gemäß der Depressionstypologie von Sidney Blatt et al. (2005) –, an einer anaklitischen Depression (gekennzeichnet durch Abhängigkeitsgefühle, Verlustängste, Verlassenheitsgefühle), sondern auch an einer introjektiven Depression (gekennzeichnet durch Versagensängste, Selbstkritik, Wertlosigkeitsgefühl) zu erkranken.

Suizidalität und Selbstoptimierung

In unserer Zeit fällt die zunehmende Radikalisierung von Selbstoptimierung und der rasante Umschlag in Selbstzerstörung auf. Diese Spannung kann auch als Folge der signifikanten Beschleunigungsdynamiken der Spätmoderne verstanden werden (vgl. Gerisch 2009; Gerisch/King 2008; King/Gerisch 2009) – ein Phänomen, das uns von Popstars wie Michael Jackson und Amy Winehouse, wie auch von narzisstischen und Persönlichkeitsstörungen des Borderline-Typs hinlänglich vertraut ist. Dieses nimmt bei suizidalen Menschen, insbesondere bei Adoleszenten und Spätadoleszenten, eine beunruhigende Ausgestaltung an. Mehr noch: Gerade bei Suizidalen treffen wir häufig auf ein ausgeprägtes, narzisstisch grundiertes Selbstoptimierungsstreben, auf eine große Intoleranz gegenüber Asymmetrien und Dysbalancen sowie auf eine archaisch aufgeladene, vom Über-Ich geleitete Perfektionierungs- und Leistungsorientierung, die infolge ihrer stetigen Unerfüllbarkeit auf den vermeintlich verfügbaren Körper projiziert wird.

Was sich im Zuge der von mir behaupteten Dialektik von Selbstvervollkommnung und Selbstzerstörung im Kontext der Suizidalität als neue Dimension abzeichnet, ist einerseits die eklatante Verführung durch Körperperfektionierungstechniken der spätmodernen Gesellschaften und andererseits der damit eng verknüpfte beständige Widerstand, die Anstrengungen psychischen Arbeitens einschließlich zu leistender Integrations- und Anerkennungsanforderungen in Kauf zu nehmen (vgl. Gerisch 2009; King/Gerisch 2009). Dieser implizite Optimierungsdiskurs der Körperperfektionierung scheint suizidale Personen in besonderer Weise anzusprechen. Das heißt, die Fetischisierung einzelner Körperteile sowie kehrseitig deren vernichtende Verwerfung greifen unbewusst in die fragile Übergangsphase einer sukzessiven Aneignung einer Körperrepräsentanz ein, wenn wir davon ausgehen, dass sich der Säugling nicht von Anfang an als körperliche Einheit erlebt, sondern er seinen Körper ursprünglich als einen in all seinen Gliedern fragmentiert und als außerhalb seiner Selbst existierend wahrnimmt.

Der Körper (bzw. Körperteile) ist somit das erste Objekt, das zunächst vor allem als Quelle von ängstlicher Gereiztheit (»Dysphorie«) und Unwohlsein wahrgenommen wird, wenn nämlich die innere Homöostase durch Hunger, Kälte oder andere Missempfindungen gestört ist. Eine erste psychische Reifeaufgabe besteht darin, den Körper allmählich als zu sich selbst gehörig zu erleben und die Partialobjekte als Ganzes zu integrieren.

Dieser Prozess ist nicht nur immer schon intersubjektiv präfiguriert, sondern erweist sich auch als ein lebenslang überaus störanfälliges Projekt.

Ausgehend von dieser Matrix, von dieser theoretischen Überlegung, ist eine meiner leitenden Annahmen, dass der spätmoderne Körperkult nicht nur eine Auftrennung von Leib und Körper begünstigt, wie es Thomas Ettl (2006) formulierte, sondern durch die Hypertrophierung, Fetischisierung und Idealisierung einzelner Körperteile, die es zu perfektionieren oder gar gänzlich zu tilgen gilt, intrapsychischen Spaltungsprozessen Vorschub leistet bzw. diese aufrechterhält. Diese Prozesse sind paradigmatisch für die suizidale Psychodynamik. Es ist fraglos evident, in welchem Ausmaß die Kultivierung von narzisstischen Oberflächenartikulationen (vgl. Meltzer 1974), einschließlich der Verleugnung von Zeitgebundenheit, durch den modernen Körperkult produziert wird.

Ästhetisierende und destruktive Körperpraktiken

Zum einen zeigt sich, dass alle ästhetisierenden wie destruktiven Körperpraktiken auf einer intensiven sensorischen, zunächst überwiegend schmerzhaften Körpererfahrung basieren. Zum anderen: In beiden Varianten sind Manipulationen und Angriffe auf das Zeitgefüge zu verzeichnen: hier der Vergänglichkeit, dort der psychophysiologischen Reifung. Und schließlich drittens: Das überbordende Bombardement medial konstruierter und vermittelter, virtuell bearbeiteter, perfekter Körper kolonisiert auch die tiefen Schichten des Unbewussten und bietet kollektiv Identifikationsvarianten mit Imitationskörpern an, die nicht mehr sind als transhumane, entleerte Bildschablonen (vgl. Küchenhoff 1999).

Ich möchte dafür ein kurzes Beispiel geben:

> Seit Jahren behandle ich in einer vierstündigen Analyse eine hochbegabte, attraktive, chronisch suizidale japanische Spitzensportlerin, inzwischen 25 Jahre alt. Abgesehen von ihren extremen Leistungs- und Perfektionsansprüchen ist sie primär von ihrem Körper, aktuell von ihren vermeintlich abstehenden Ohren gequält, die eben diesen

> Anforderungen nicht genügen. Da sie es in der Pubertät durch selbstmanipulative Praktiken bereits geschafft habe, ihren Körper in ein anorektisches Korsett zu zwingen, wolle sie nun unbedingt durch konstanten Druck auf ihre Ohren die ersehnte Symmetrie erzielen.
>
> Diese manipulativen Modifikationsversuche nehmen zwanghafte Züge insbesondere in Ruhezuständen wie beim Lesen oder beim Fernsehen an. Da es ihr aber partout nicht gelinge, das gewünschte Resultat zu erzwingen, surfe sie manisch getrieben durchs Internet auf der Suche nach kostengünstigen, operativen Eingriffen. Meine kontinuierlichen Versuche, die psychische Bedeutung dieses Erlebens zu untersuchen, drohten immer wieder zu scheitern. »Da ich mich eines Tages sowieso umbringe, möchte ich dann wenigstens schön sterben«, so ihre lakonische Bemerkung.

Die traditionelle Suizidforschung mit ihrer Fokussierung auf monokausale Nosologien hat folglich aus dem Blick geraten lassen, dass dem Körper – mit seinen phantasmatisch konnotierten morphologischen Umwälzungen – weit mehr Bedeutung beigemessen werden muss. Die geschlechtsspezifische, konkretistische und projektive Instrumentalisierung des Körpers sowie seine phantasmatischen und bizarren Verwandlungen – Metamorphosen in der präsuizidalen Verfasstheit (Fantasien, Erlebenszustände, Gedanken) – sind ein eklatantes, aber noch wenig erforschtes Phänomen.

In der Untersuchung dieser Phänomene knüpfe ich an die von Hanna Segal vorgeschlagene Differenz von *symbolischer Gleichsetzung* und *»echter« Symbolbildung* an. In Ersterer wird das Symbol mit dem symbolisierten Objekt gleichgesetzt, sodass beide als identisch *und* ungetrennt erlebt werden. Das heißt, dass zum Beispiel der Körper nicht *wie* ein inneres Objekt erfahren wird, sondern als dieses selbst. Wir können also fortan in diesem Sinne von einer konkretistischen Verwendung des Körpers oder von »Körperkonkretismus« sprechen. Die andere Variante nennt Segal »echte Symbolbildung« oder symbolische Darstellung. Das Symbol *repräsentiert* hier das Objekt, aber es wird nicht mit ihm *gleichgesetzt*.

Ausgehend von der Hypothese, dass der Suizidalität ein spezifischer Körperkonkretismus immanent ist, der durch spätmoderne Perfektionierungstendenzen gleichsam chronisch unterhalten bzw. von diesen durchwirkt wird, erweist sich der Begriff »Metamorphose« (im Sinne einer Umformung und Umgestaltung) als hilfreich, um die eigentümlichen und spezifischen Ver- und Umwandlungen des Körperbildes und des Körperselbsterlebens in der präsuizidalen und suizidalen Verfasstheit differenziert herauszuarbeiten. Dieses Erleben kann im Abgleich mit dem Realkörper ein ganzes Spektrum von Monstrosität bis zu Miniaturisierungen, von Verwundungs- bis zu Heilungsphantasmen, von Fragmentierung bis zu hypertropher Perfektionierung umspannen.

Folgen wir den Narrativen der Patientinnen und Patienten, so zeigt sich häufig, dass die präsuizidale Verfasstheit mit einem spezifischen Körpererleben korrespondiert bzw. Suizidalität vordergründig *nur* über den Körper formuliert wird: »Ich fühlte mich so dick, so hässlich, ich stand stundenlang vor dem Spiegel, um etwas Schönes an mir zu finden, aber es wollte mir einfach nicht gelingen, schließlich nahm ich das Messer und schlitzte mir die Arme auf.« Oder: »Ich fühlte mich plötzlich winzig, wie ein Zwerg unter Riesen, und wollte einfach verschwinden. Da nahm ich die Tabletten.« Oder kehrseitig: »Ich fühlte mich monströs wie ein Monster aus einem Computerspiel und wollte diesem Elend einfach nur ein Ende bereiten.«

Doch abgesehen von diesen plastischen, körperzentrierten Erlebensweisen kreisen die Beschreibungen oftmals um etwas nicht Sagbares, Diffuses, Präverbales, in dem nur der Körper, der ungehaltene, der geschundene, der verlassene, der peinigende Körper seine Zeichen von Unwohlsein und katastrophischem Entsetzen sendet, wie ich es in dem vorangegangenen Kapitel zu skizzieren versucht habe. Dann werden präsuizidale Verfasstheiten umkreisend beschrieben: »Mir wurde ganz komisch, heiß und kalt, unwohl und schwindelig. Es war alles so irreal, unwirklich, wie taub, ich war mir fremd, alles war so unheimlich.« Dies sind Zustände, die auf verkörperte, dissoziative Prozesse wie auf Derealisations- und Depersonalisationsdynamiken schließen lassen.

Michael B. Buchholz hat in zahlreichen Arbeiten darauf hingewiesen, dass bei Traumatisierten nicht nur die kognitiven Fähigkeiten, sondern auch die Metaphernbildungen erheblich eingeschränkt und in ihrer kreativen Potenz deutlich reduziert sind. Dies wiederum bedeutet im Umkehrschluss für die psychotherapeutische Behandlung, dass Metaphern aufgrund ihrer bildschematischen Struktur im »embodiment« als diejenigen sprachlichen Zugangswege gelten können, mit denen sich das vorsprachliche Erleben erreichen lassen kann (vgl. Buchholz / Gödde 2005; Gödde/Buchholz 2011).

Formen der sprachlosen, stummen Suizidalität können sich aus dieser Perspektive konzeptualisiert als spezifische Körperwahrnehmung ankündigen, in der eine primäre, lebensbedrohliche Mangelerfahrung erlebt wird, die als reflexhafte Reaktion auf die unerträgliche Abwesenheit oder traumatisierende Anwesenheit des Anderen verweist: verkörperte Verfasstheiten, die aufseiten des Therapeuten mit einer symmetrisch-somatisierten Gegenübertragung korrespondieren und als verhüllte, metaphorisierte Varianten des Suizidalen gelten können.

Ich möchte diesen Aspekt mit Christopher Bollas noch weiter ausfalten, um den psychodynamischen Prozess von Suizidalität als *Metamorphose des Körpers* zu präzisieren. Bollas (1997) spricht von der frühen Mutter auch als einem »Objekt der Verwandlung« und rekurriert damit auf die frühesten Erfahrungen des Kindes mit einer Mutter, die es in dieser Zeit noch nicht als Objekt erlebt, sondern vielmehr als einen Prozess, der mit einer Verwandlung des Selbst einhergeht. Der seinen Primäraffekten und Bedürfnissen ausgesetzte Säugling wird augenblicklich still und zufrieden in Gegenwart einer auftauchenden und hinreichend guten Mutter, deren Gegenwart bewirkt, dass Selbst und Umwelt sich verwandeln. Der Säugling erlebt dies als Verwandlung seiner inneren und äußeren Umwelt, aber er *weiß* nicht, dass die Mutter die Urheberin der Verwandlung ist. »Das *Erfahren* des Objekts geht dem *Wissen* um das Objekt voraus« (Bollas 1997, S. 51).

Im Erwachsenenleben reinszeniert sich diese spezifische Form der Objektsuche, in der ein Objekt begehrt wird, das mit der ursprünglichen Verwandlungserfahrung unbewusst assoziiert ist: eine sinnlich-sensomotorische Erfahrungsdimension, die sich durch einen signifikanten Anderen, das Betrachten eines Gemäldes oder des Seins in einer Landschaft erfüllen kann. Bollas bezeichnet diese Momente als das »ungedachte Bekannte« (ebd., S. 16). In jenen Erfahrungsdimensionen vergegenwärtigt sich die Zeit einer existenziellen Urverwandlung, in der das Selbst durch das Auftauchen der Mutter von Leere, Qual, Wut und Zorn gleichsam wie erlöst und von einer transformierten Welt wohliger Zufriedenheit und Erfüllung umhüllt wurde.

Ist aber das frühe Körper-an-Körper-Sein mit der Mutter (vgl. McDougall 1987) von Anbeginn traumatisch überschattet, dann ist diese Verwandlungserfahrung immer schon destruktiv grundiert und schlägt, durch welchen internen oder externen Auslöser auch immer bedingt, in Metamorphosen des Zerstörerischen um. Dies geschieht vor allem dann, wenn die primären Erfahrungen von Mangel, unaushaltbarer Frustration, Verlusten, Deprivation sowie multiplen Ängsten geprägt waren und der Körper insgesamt als Quelle von Missempfindungen erlebt wurde, die unmittelbar und psychosomatisch im prozeduralen Gedächtnis im Sinne des sogenannten »embodiment« gespeichert werden.

Auf diese Weise bildet sich gewissermaßen eine verkörperte Matrix, die zum »Navigationsgerät« aller weiteren Beziehungserfahrungen wird, welche von dieser a priori durchwirkt sind. Kommt es in diesen aktuellen Beziehungen erneut zu retraumatisierenden Erfahrungen wie Zurückweisungen und/oder gar zu Verlusten durch Trennung, so ist die Wahrscheinlichkeit außerordentlich groß, dass unbewusst jene destruktiven Verwandlungsprozesse in Gang gesetzt werden, die nicht nur zu körperlichen Missempfindungen jedweder Art führen können, sondern der Körper selbst wird zur Projektionsfläche und zum Sitz der destruktiven inneren Objekte. Diese werden im Körper bzw. auf der Körperoberfläche (etwa der Haut) lokalisiert und nun gewissermaßen leibhaftig und konkretistisch im suizidalen Akt attackiert und möglichst vernichtet.

Der Körper als Überbringer schlechter Nachrichten

David Bells Metapher vom suizidalen Körper als Überbringer der schlechten Nachrichten, eines immer schon in einen Beziehungskontext eingebetteten, bedürftigen Körpers, präzisiert plastisch, dass der Körper dann als verfolgendes Objekt erlebt wird, das es auszulöschen gilt, wenn die ursprüngliche Bedürfnisbefriedung und Abhängigkeitserfahrung zu traumatisch war.

Mit dem folgenden Fall möchte ich abschließend ein Beispiel

für die von mir behauptete Dialektik von Selbstvervollkommnung und Selbstzerstörung als spezifische Variante des (suizidalen) Körperkonkretismus geben, durch den die zuweilen verstörenden Denk- und Verstehensprozesse ausgehebelt werden:

> Die 19-jährige Frau K. stellte sich per akut im psychiatrischen Notdienst vor. Ich traf auf eine bildhübsche, blond gelockte junge Frau mit großen braunen Rehaugen und einem perfekt geschnittenen Gesicht. Ihr aktuelles Problem sei, so schilderte mir die Patientin unruhig und nervös, aber mit erstaunlicher Eloquenz, nicht so sehr ihr ADHS-Symptom, an dem sie leide, als vielmehr eine missglückte Schönheitsoperation: Sie hatte sich wegen eines Nasenscheidenschiefstandes an einen Schönheitschirurgen gewandt, der ihr ein All-inclusive-Angebot gemacht hatte, indem er »in einem Aufwasch« nicht nur die Nase, sondern auch die Schlupflider operiert habe. Sie habe sich damit nicht nur hoffnungslos verschuldet, sondern das Ergebnis sei verheerend: Jetzt sei ihr Gesicht vollkommen asymmetrisch – was ich beim besten Willen nicht entdecken konnte.
>
> Die junge Frau war über diesen Zustand außer sich, sie vergrabe sich zu Hause in ihrer eigenen Wohnung, habe alle Spiegel verhängt und schilderte schwere Zustände von Depersonalisation, Unruhe und autoaggressiven Attacken. Mehr noch: So könne und wolle sie nicht mehr leben. Mit diesem entstellten Körper sei ein Weiterleben unmöglich.
>
> Aus ihrer Biografie erfuhr ich, dass sie die Älteste von fünf Geschwistern ist, die von fünf verschiedenen Vätern stammten und psychisch alle angeschlagen seien; so auch die Mutter, die sie als unerträglich empfinde. Zu Hause, eine winzige Wohnung in einem sozialen Brennpunkt, herrsche das totale Chaos, darum sei sie ausgezogen, obwohl sie das Alleinsein auch schon vor der Operation nicht habe aushalten können.
>
> Ich versuchte vorsichtig, die vermeintlich körperliche Asymmetrie und ihre Suizidalität mit ihrem aus den Fugen geratenen Leben in Verbindung zu bringen, was die Patientin regelrecht empörte. Ihr einziges Problem sei das entstellte Gesicht, und ich solle ihr nun ein Gutachten für die Nachkorrektur schreiben, damit die Kasse zahle, andernfalls würde sie sich umbringen. Überdies rationalisierte sie ihre Unentschiedenheit bezüglich der Berufswahl mit ihrer körperlichen Entstelltheit, die zuvörderst behoben werden müsste, »sonst kann ich mich ja nirgends vorstellen«.

> Ich formulierte mein Angebot, in Gesprächen im TZS mit Zeit und Ruhe herauszufinden, was denn ihr eigentliches Leiden sei. Nur zögernd willigte sie ein. Doch die dann folgenden Gespräche waren ausnahmslos von ihrer konkretistischen Klage über das verunstaltete Gesicht geprägt. Irgendwann fiel mir ein Zitat von Ringelnatz ein: »Ich bin ein bisschen schief ins Leben gebaut.« Mit diesem Einfall versuchte ich erneut, die drängende Klage in Beziehung zu ihrer Lebensgeschichte zu bringen.
>
> Dies war der endgültige Auftakt zu einer völlig missglückenden Beziehungsgestaltung: Die Patientin fühlte sich unverstanden und abgewiesen, und ich beharrte, gleichwohl entmutigt, auf meinem psychodynamischen Verstehenszugang. Schließlich beendete die Patientin die kaum begonnene Behandlung mit der Bemerkung, dass sie schließlich nicht alle Zeit der Welt habe – zum gemeinsamen Nachdenken, dabei zog sie verächtlich die Augenbrauen hoch, schon gar nicht –, sondern sie wolle ihr altes Gesicht zurück. »Nee, das auch nicht, sondern ein makelloses eben.« Sonst bliebe ihr nur der Tod.

Dieses Fallbeispiel zeigt eindrücklich, in welchem Ausmaß der innere Raum der Patientin, der ein *Nachdenken* verunmöglichte, verengt war und wie er durch pausenlose Erregtheit und Aktivität gefüllt werden musste, wie überflutet sie sich fühlte, ohne sich halten bzw. aushalten zu können, und schließlich: wie sie ihre fraglos asymmetrische, aus der Balance geratene Lebensgeschichte im Sinne verdichteter innerer Objekte auf den Körper projiziert hatte, die dort ausgelöscht werden sollten. Oder anders gesagt, zeigt sich hier, wie doch gerade erst die Operation, an der es äußerlich nichts zu beanstanden gab, die Konflikte an die (Körper-)Oberfläche hatte branden lassen, die sie durch den ersten Eingriff selbstrettend in Schach zu halten versucht hatte.

Wir können hier im Sinne Hanna Segals (1957) von einer »symbolischen Gleichsetzung« sprechen, in der Weise, dass sich Protosymbole nicht in Symbole bzw. Objekt-Substitute transformieren können, sondern als mit dem ursprünglichen Objekt, hier: dem Körper und seiner Oberfläche, identisch empfunden werden und auf diese Weise den beschriebenen spezifischen Körperkonkretismus erzeugen. Die innere Beschädigung sollte in eine makellose Hülle verwandelt bzw. durch jene maskiert werden. Andernfalls bliebe nur der Suizid als eine radikale Auslöschung des im Körper verorteten destruktiven Introjekts; fraglos unter Umgehung all der Anstrengungen, die eine Auseinandersetzung mit den intrapsychischen Verwundungen gefordert hätte. Ein fragiler Selbstheilungsversuch, der nun durch eine zweite Operation gleich einer Endlosschleife wiederholt werden sollte.

In Anknüpfung an Christa Rohde-Dachser (2007, 2009) und Christopher Bollas (1997) ließe sich die Hypothese formulieren, dass im schönheitschirurgischen Eingriff »leibhaftig« und konkretistisch eine phantasmatisch-idealtypische Verwandlungserfahrung herzustellen versucht wird, während kehrseitig im suizidalen Angriff die ästhetisierend verhüllten destruktiven, verkörperten inneren Objekte manipuliert, attackiert und vernichtet werden sollen.

Bereits der Behandlungsauftakt missglückte, vielleicht auch deshalb, wie es Heinz Weiß (2009) differenziert ausführte, weil erst ein Übergangsraum hätte geschaffen werden müssen, »in dem das, was geschieht, gedacht werden kann, bevor es sich dem zeitlichen Verstehen öffnet« (S. 131). Und gerade dafür hätten wir Zeit gebraucht. Frau K. ist es bedauerlicherweise nicht gelungen und mir mit ihr nicht, sich, und hier paraphrasiere ich Kleists Marquise von O., durch diese schöne (Denk-)Anstrengung mit sich selbst bekannt zu machen.

Psychoanalytische Psychotherapie mit suizidgefährdeten Patienten

Die psychodynamisch ausgerichtete Basisdiagnostik, gleichwohl a priori eingebettet in den Übertragungs- und Gegenübertragungsprozess, umfasst die Prüfung des präsuizidalen Syndroms, vor allem eingeengter Erlebensweisen, die Abklärung von Risikofaktoren (psychische Erkrankung, Suizide in der Familie, psychosoziale Krisen etc.), die Einschätzung der aktuellen psychischen Befindlichkeit (depressiv, schlaflos, aufgewühlt, süchtiges Verhalten u.a.) sowie die Fokussierung auf aktuelle Trennungserfahrungen.

Die psychotherapeutische Behandlung von Suizidgefährdeten kann im Einzelfall, je nach Zuspitzungsart der suizidalen Befindlichkeit, die passagere oder mittelfristige Medikation mit einschließen – kurzfristig: Benzodiazepine, Schlafmittel als entlastende Sofortmedikation; mittel- bis langfristig: Antidepressiva und gegebenenfalls Neuroleptika bei akut psychotischen Zuständen (vgl. Gerisch/Lindner 2005). Sie unterscheidet sich grundlegend von herkömmlichen psychiatrischen Kriseninterventions- und Managementtechniken, die vielleicht kurzfristig jemanden vom suizidalen Agieren abbringen können, langfristig aber die intrapsychisch bedingte Bereitschaft zum suizidalen Erleben und Handeln nicht substanziell werden verringern können. Im Hamburger TZS verzichten wir sogar auf sogenannte Suizidpakte oder -verträge, mit denen vor Behandlungsbeginn vereinbart wird, dass der Patient während der Behandlung keine suizidalen Handlungen vornehmen darf. Diese Art von Verträgen unterläuft von Anbeginn das ausgeprägte Autonomiebedürfnis suizidaler Personen, insbesondere suizidaler Adoleszenter, und verhindert unter Umständen, dass sich ein Patient überhaupt auf eine Behandlung einlassen kann.

Klinische Erfahrungen zeigen überdies, dass viele einen oder mehrere Suizidversuche in der Vorgeschichte vorgenommen und zum Teil über Jahre mittels anderer autodestruktiver Praktiken im Sinne von »Selbstheilungstechniken« – wie selbstverletzendes Verhalten, Essstörungen, Süchte aller Art – die Suizidalität zu kompensieren oder in Schach zu halten versucht haben.

Die psychotherapeutische Arbeit mit suizidalen Personen stellt alle professionellen Behandler vor große Herausforderungen und ist stets mit vielschichtigen Ängsten und Skepsis bis hin zu radikaler Abwehr behaftet. Die Angst, einen Patienten durch Suizid zu verlieren, ist eklatant und auch im Wissen um die eigene Professionalität kaum zu beschwichtigen. Antizipierte Schuld und Scham i.S. korrespondierender Affekte des Suizidalen wirken auch in professionellen Psychotherapeuten und befördern den zuweilen unhintergehbaren Vorbehalt, sich auf die Behandlung mit suizidalen Menschen einzulassen. Schließlich darf nicht unerwähnt bleiben, dass es bei aller klinischen Erfahrung und Sorgfalt in der Diagnostik, Indikation und Behandlung nicht immer verhindert werden kann, dass sich ein Patient am Ende doch suizidiert.

Die schweren Schuldgefühle und Versagensängste, die sich einstellen, können so quälend sein, dass sie schließlich abgespalten und verleugnet werden. Die Verleugnungen des Suizids eines eigenen Patienten gehen sogar so weit, dass sich Klinikärzte immer dann nicht mehr an den Namen eines Patienten erinnern konnten, wenn sich dieser stationär oder kurz nach der Entlassung suizidiert hatte (vgl. Schneider 1992).

Die nachfolgend skizzierten Behandlungsphasen basieren auf dem kurzpsychotherapeutischen Behandlungskonzept des Therapie-Zentrums für Suizidgefährdete, das etwa eine Behandlungsdauer von ein bis anderthalb Jahren (30–50 Stunden) mit einer wöchentlichen Frequenz von einer Sitzung vorsieht. Einschränkend sei angemerkt, dass es sich hier um einen idealtypisch-schematisierten Behandlungsverlauf handelt, der sich selten so progressiv-linear, von »krank« hin zu »gesund«, entfaltet. Vielmehr bewegt er sich in Wellenbewegungen, oszillierend zwischen Progression und Regression. Phasen quälender

Stagnation wechseln mit stürmischem Agieren – ein dynamischer Prozess, der bestenfalls die Akzeptanz des Erlittenen sowie die Anerkennung der Selbstverantwortung und die allmähliche Rücknahme projektiver Abwehrstrategien hervorbringen kann. In analytische Termini gefasst, würde dies die wachsende Fähigkeit zur Mentalisierung, Repräsentationsbildung und Symbolisierung mit einschließen.

Der Erstkontakt: suizidale Szenen

Wie sich in den zitierten Fallbeispielen bereits abzeichnete, speist sich ein therapeutisches Navigationssystem im Erstgespräch aus allen verfügbaren Informationen, die sich als die Argelander'sche Trias von objektiven, subjektiven und szenischen Daten zusammenfassen wie differenzieren lassen, das heißt aus der via Gegenübertragung zu dechiffrierenden Botschaften.

Dem ersten Kontakt, und dies gilt in besonderer Weise für suizidale Personen, kommt immer schon eine zentrale Bedeutung zu. Wir fragen nach dem Patiententypus im Sinne der Einschätzung sogenannter »Vorfeldphänomene« (Argelander 1970): Wie kommt ein Patient in eine Behandlungseinrichtung? Kommt er aus eigenem Antrieb oder wurde er geschickt – und wenn ja, von wem? Oft sind es ärztliche oder psychotherapeutische Kollegen, die zuweisen, aber auch Angehörige, die ihren Sohn, ihre Tochter, den Ehemann, die Ehefrau schicken. Wer also schätzt den Patienten als suizidal ein und welche Qualität wird der Suizidalität beigemessen? Akut, chronisch, manipulativ? Wer genau will etwas von wem? Kommt der Patient akut und wird er gebracht oder ruft er vorher zur Terminvereinbarung an? Was genau sagt er am Telefon? Und was erleben wir bereits hier, was hören wir an der Stimme, am Tonfall?

Aus all diesen verfügbaren Informationen, die es von vornherein zu bedenken und zu beobachten gilt, setzt sich allmählich in winzigen Puzzleteilen das psychische Innenleben eines Menschen zusammen. »Die Krankheit des Patienten ist ein pathologischer Prozeß innerhalb des psychischen Systems, der sich auf die subjektiven und objektiven, inneren und äußeren, bewußten und unbewußten Lebens- und Erlebnisbereiche des Menschen ausdehnt, diese in eigensinniger Manier verändert und letztlich dazu führt, daß der von ihr Betroffene an sich oder seiner Umwelt leidet« (Argelander 1970, S. 45).

In der ersten (realen) Begegnung sollten wir fortgesetzt mit allen Sinnen die bewussten und unbewussten Signale, Botschaften und Erlebensweisen registrieren. Wie inszeniert sich der Patient in Kleidung, Gestus, Stimme, Habitus etc.? Was erleben wir dabei? Nehmen wir von Anbeginn eklatante Widersprüche oder Auffälligkeiten wahr? Sind wir zum Beispiel, auch infolge unbewusster normativer Überzeugungen, irritiert oder gar aversiv gestimmt, wenn sich eine angemeldete vierzigjährige Patientin betont adoleszent, mit Tattoos und Piercings, vorstellt? Das heißt: Welche Seiten der Persönlichkeit des Patienten rufen welche Gefühlseinstellungen in uns hervor? Sind wir uns hinreichend unserer normativen Wahrnehmungs- und Beurteilungskriterien sowie unserer persönlichkeitsgespeisten »blinden Flecke« bewusst? Welche unbewussten Anteile der Persönlichkeit treten hervor, und wie sind sie zu verstehen? (vgl. Argelander 1970, S. 47).

Im Kontext der Behandlung einer suizidalen Klientel ist von Anbeginn der Frage nachzugehen, in welchem Verhältnis der äußere Auslöser und das Motiv einer suizidalen Krise zu einer unbewussten Konfliktthematik steht. Damit eng verknüpft ist die zentrale Frage, warum ein Patient gerade jetzt, hier und heute kommt. Auch dies kann wichtige diagnostische Hinweise geben, weil davon auszugehen ist, dass aktuell etwas passiert sein muss, was möglicherweise zu einer weiteren Zuspitzung geführt hat.

Im TZS versuchen wir dabei stets, die bereits gewonnenen Daten in Beziehung zu setzen und auf ihre logische bzw. klinische Evidenz hin zu überprüfen. Denken wir zum Beispiel an die Eingangsszene mit Herrn A. (aus dem Kapitel zur Narzissmustheorie der Suizidalität), der, selbst zutiefst gekränkt und entwertet, gleich zu Beginn versucht, dieses für ihn unerträgliche Erleben projektiv in mir unterzubringen. Hier waren es also nicht manifeste Mitteilungen, sondern die Inszenierung von Entwertung/Verachtung, die mich vermuten ließen, dass eine gravierende Kränkung erlebt worden sein musste. Das heißt: In der knappen Zeitspanne von wenigen Minuten gab es bereits zahlreiche Hinweise auf das innere Erleben des Patienten. Diese Auftaktszene stand in dichter Korrespondenz zu den biografischen Daten des

Mannes und dem daraus gespeisten Wunsch, etwas »Besseres« zu werden, und der zunehmenden Realisierung, sich selbst dorthin zurückgebracht zu haben, wo er niemals wieder hin wollte: in die (von ihm so erlebte) gefürchtete »Gosse«.

Am Ende des Erstgesprächs konnten wir einen ersten Zusammenhang zwischen dem Auslöser der suizidalen Krise und dem Verlassenwerden von der Freundin, die insgeheim gebraucht und zugleich in ihrem Status als Prostituierte entwertet wurde, erkennen. Diese aktuelle Kränkungserfahrung potenzierte die unbewusste Konfliktthematik, ungeliebt zu sein, zurückgestoßen zu werden und entwertet zu sein sowie kehrseitig die narzisstische Abwehrstrategie, aus sich etwas Besseres machen zu wollen, ja zu müssen.

Wenn es in der Therapie gelingt, solche Zusammenhänge zu erkennen und dem Patienten auf verdaubare und dosierte Weise mitzuteilen, dann entsteht häufig eine deutliche Spontanentlastung, die aus der unmittelbaren Erfahrung resultiert, sich selbst besser verstehen und das überwältigende Erleben mit Sinnhaftigkeit ausfüllen zu können. In solchen Situationen ist die akute Suizidgefahr häufig schon deutlich gemildert, insbesondere dann, wenn zu erkennen ist, dass der Patient sich einlassen und fortgesetzt Gespräche wahrnehmen möchte sowie in der Lage ist, eine Wartezeit bis zum Folgegespräch von ein paar Tagen bis zu einer Woche zu tolerieren und auszuhalten.

In den weiteren Erstgesprächen geht es zunächst um die Stabilisierung dieser therapeutischen Beziehung und die Überprüfung, wie und auf welche Weise der Patient von einem verstehenden Beziehungsangebot Gebrauch machen kann. Die langfristige Isolation und oft schizoide Zurückgezogenheit kann, insbesondere bei Männern, ein prognostisch ungünstiges Zeichen sein, aber von hoher Relevanz ist zugleich die intrapsychische Flexibilität der verinnerlichten Objektbeziehungen, die es gleichermaßen zu prüfen gilt. Nicht selten konnten wir beobachten, dass sich Patienten in einem Zeitraum von vier bis fünf Wochen, was in etwa fünf Gesprächen entspricht, überraschend so weit regenerierten, dass sie die Behandlung (vorzeitig) beendeten. Das beruhte vielleicht auf der Angst, sich weiter auf die Reise in ihr »inneres Ausland« (Freud 1933, S. 62) einlassen zu müssen, kann aber auch für eine neu gewonnene und als hinreichend empfundene Stabilität sprechen.

Für andere Patientinnen und Patienten wirkt diese Erfahrung des Verstandenwerdens in einem angemessenen Setting, mit genügend Zeit und Raum, wie eine Offenbarung, die den Wunsch erzeugt, bleiben zu wollen, um mehr von sich zu verstehen – wenn es Patienten also aushalten können, »Patienten« zu sein bzw. zu werden (Klüwer 1994).

In manchen Erstgesprächen wiederum sind wir Therapeutinnen und Therapeuten zunächst mit einer agierenden, massiven Abwehr konfrontiert:

Herr B., 18-jährig, wurde von seiner hoch beunruhigten Mutter ins TZS geschickt: Ihr Sohn ziehe sich völlig zurück, gehe nicht mehr zur Schule und reagiere auf Nachfragen entweder aggressiv oder mit weiterem Rückzug. Zwar hatte der Sohn selbst den Termin telefonisch vereinbart, aber schon hier zum Ausdruck gebracht, dass er auf diesen »Psychokram null Bock habe«.

Zum Erstgespräch kam er zwanzig Minuten verspätet und »latschte« geradezu verlangsamt in die Einrichtung, die Baseballkappe war tief ins Gesicht gezogen, die rutschende Jeans gab den Blick auf seine Unterhose frei, die Spuren auf seinem Sweatshirt zeigten, dass es schon lange nicht mehr gewaschen worden war. Als ich ihn aus dem Wartezimmer abholte, brauchte es eine Weile, bis er sich aus dem Sessel herausgeschält hatte, betont gelangweilt und entnervt hielt er mir die Hand zur Begrüßung hin, ohne mich anzuschauen.

Im Gesprächszimmer nahm er wieder eine »Lümmelhaltung« an, kaute geräuschvoll Kaugummi und wandte sich dann an mich: »Und nu?«

Ich sagte: »Das frage ich Sie? Wenn ich es recht verstehe, dann haben Sie keine große Lust hier zu sein, aber Sie sind dennoch gekommen, und mich würde interessieren, warum Sie gekommen sind, mal unabhängig davon, dass Ihre Mutter dies wollte!«

»Keine Ahnung«, antwortete er und schwieg.

Ich sagte ihm, es sei gut, dass er hier sei. Ich wäre mir sicher, dass er sehr wohl Ahnung von sich habe, mich würde interessieren, was los sei.

Allmählich taute er auf, sagte aber drohend: »Meine Selbstmordgedanken lasse ich mir von Ihnen nicht wegmachen.«

»Das hatte ich auch nicht vor«, entgegnete ich, »ich will lediglich verstehen, was Sie dazu bringt, nicht mehr leben zu wollen.«

Er musste schmunzeln, diese Antwort erstaunte ihn und ließ ein zögerliches Vertrauen entstehen. Stockend berichtete er mir, dass er sich »total scheiße« finde, weil er ein Mädchen, das ihm monatelang nachgelaufen sei, sehr schlecht behandelt habe. Nun hätte sie plötzlich einen anderen, und erst jetzt wisse er, dass er sie eigentlich lieben würde, das sei doch »megapeinlich«, aber das wolle er keinem sagen, schon gar nicht den Kumpels.

Die zentrale Wende im Gespräch war der Moment, als ich dem jungen Mann, gewissermaßen seine Abwehr unterlaufend, versicherte, dass ich ihm seine Suizidalität – eine Autonomierettungsfantasie – durchaus lassen könnte, während er bis dahin unter dem Eindruck stand, dass alle sie ihm wegnehmen wollten. Nach zwei weiteren Gesprächen konnte er sich auf eine Behandlung von einem knappen Jahr einlassen.

Die weit brisanteren Situationen sind jene, in denen es uns im Erstgespräch nicht gelingt, auch nur annähernd eine tragfähige Beziehung zu installieren: etwa wenn der Patient psychosenah, entrückt-dissoziiert, paranoid-schizoid anmutet oder so depressiv herabgestimmt ist, dass eine Kontaktgestaltung immer wieder kollabiert, stagniert und wie ins Leere läuft; wenn Patienten nach ein, zwei diffusen Sätzen, die darum kreisen, wie schlecht es ihnen gehe, verstummen, in sich zusammensacken, unruhig oder starr werden; wenn also alle Versuche, einen verstehenden Kontakt zu gestalten, scheitern. Prekär ist diese Situation insbesondere dann, wenn wir gleichzeitig ein enormes Gefährdungspotenzial wahrnehmen, das manifest nicht einmal artikuliert worden sein muss.

In solchen Situationen ist es angemessen, mit dem Patienten über eine stationäre Aufnahme zu sprechen. Sofern der Patient dies ablehnt, müssen wir uns fragen, als wie akut gefährdet wir ihn einschätzen. Besteht die Gefahr, dass er sich gleich im Anschluss an das Gespräch suizidieren wird? Gegebenenfalls müssen wir dann eine Zwangsmaßnahme erwägen. Damit sind wir im Zweifelsfalle ethisch und juristisch auf der sicheren Seite, therapeutisch hingegen keineswegs, denn sich bedroht und verfolgt fühlende Menschen können sich auch im stationären Setting suizidieren – und sie tun dies auch nicht selten (vgl. Gabbard 2010).

Darüber hinaus muss sich der Therapeut im Falle von eingeleiteten Zwangsmaßnahmen darüber im Klaren sein, dass dies unter

Umständen und keinesfalls selten das Ende der therapeutischen Beziehung bedeutet, da Patienten Zwangseinweisungen in aller Regel als irreversiblen Vertrauensbruch erleben. Gleichwohl, auch dies darf nicht unerwähnt bleiben, reagieren manche Patienten auf drastische, zunächst gegen ihren Willen verordnete Maßnahmen durchaus entlastet und erleben eine tiefe Beruhigung darüber, dass jemand ihr unkontrollierbares katastrophisches Erleben gesehen und ernst genommen und damit implizit die unbewusste Überzeugung des Betroffenen »Ich bin ja eh allen egal« unterlaufen hat.

Oft gelingt es durchaus, auch den »unerreichbaren« Patienten zu einer stationären Aufnahme zu bewegen, indem man eben dieses Dilemma beschreibt: die Wahrnehmung einer großen Not und Gefährdung einerseits und der situativen Unfähigkeit, von der gebotenen Hilfe Gebrauch zu machen, andererseits. Auch durch das explizite Angebot einer poststationären ambulanten Behandlung und/oder einer adäquaten Medikation kann eine vorübergehende Entlastung und Entaktualisierung erreicht werden. In so schwierigen und dilemmatösen Situationen kann es überdies angezeigt und überaus hilfreich sein, kurzfristig eine Supervision oder ein kollegiales Fachgespräch in Anspruch zu nehmen.

Die zentralen Fragen in der Eingangsphase sind also die nach der Akuität der Suizidalität, der Basis- und Differenzialdiagnostik einschließlich der Abschätzung des Regressions- und Strukturniveaus, der Verknüpfung von aktuellem Auslöser (Trennung, somatische Krankheit, Kränkung, Tod eines Nahestehenden, Loslösungskonflikte, Gewalterfahrungen, Kündigung am Arbeitsplatz, Realisierung einer psychischen Erkrankung etc.) und unbewusster Konfliktthematik sowie der potenziellen Qualität des Arbeitsbündnisses.

Die Behandlungsphase: Selbstreflexion und Anerkennung

Gelingt die Implementierung eines stabilen psychotherapeutischen Prozesses, dann unterscheidet sich der weitere Verlauf selten von Behandlungen mit nicht suizidalen Patienten. Die

Akuität der suizidalen Krise ebbt ab, der Handlungsdruck ist gemildert, der Patient beruhigter und in der Lage, sich auf sein inneres Erleben zu konzentrieren. Das vormals eingeengte, zugespitzte Erleben, das ausschließlich auf den Auslöser und die aktuelle, verfahrene Lebenssituation konzentriert gewesen ist, weitet sich, und es entsteht sukzessive ein angemessener, innerer Raum, der ein Nachdenken ermöglicht. Das heißt, das Ausmaß des je nach Regressionstiefe persistierenden konkretistischen Denkens weicht einem reflektierenden Modus, der ein Sortieren und Reflektieren der aktuellen Situation in Referenz zur individuellen Biografie eröffnet. Damit ist der Grundstein für das gelegt, was den Kern jeder Behandlung ausmacht: das Durcharbeiten der suizidalen Krise und Konfliktthematik in einer von Übertragung und Gegenübertragung geprägten professionellen Beziehung.

> »Im Rahmen dieses Prozesses nimmt die Toleranz der Patienten gegenüber ihren internalisierten, voneinander gespaltenen Selbst- und Objektrepräsentanzen schrittweise zu. Sie beginnen nun die Gründe für die schwere Spaltung zwischen den beiden Bereichen der von ihnen als idealisiert und der als verfolgend erlebten Beziehungen zu verstehen, der die Aufgabe zukommt, die idealisierten Beziehungen vor einer Kontamination mit den aggressiv besetzten zu schützen. Ich-psychologisch formuliert wird den Patienten dabei geholfen, eine Objektkonstanz aufzubauen, und in der psychoanalytischen Terminologie der Kleinianischen Schule besteht die Aufgabe des Therapeuten darin, dem Patienten beim Durcharbeiten der paranoid-schizoiden Position behilflich zu sein, um das Niveau der depressiven Position zu erreichen« (Kernberg 1999, S. 47).

Korrespondierend mit diesem inneren Erleben kann es, je nach Strukturniveau des Patienten, zu spontanen oder anhaltenden Idealisierungen des Therapeuten kommen, die früher oder später aber von unvermeidbaren Enttäuschungsreaktionen bis hin zu Entwertungen abgelöst werden – oder auch in einem mehr oder weniger stark akzentuierten Oszillieren die gesamte Phase der Behandlung überdauern.

Auch während einer hinreichend guten Behandlungsbeziehung kann es erneut zu einem unterschiedlich ausgeprägten suizidalen Erleben kommen, das aber häufig eine andere Qualität besitzt als die der agierenden und stürmischen Suizidalität des Auftakts. Patienten können in Kontakt mit abgespaltenen, schweren traumatischen Erfahrungen kommen, die (vorübergehend) als unaushaltbar empfunden werden und eine Zeit der tief greifenden Sinnlosigkeit, Ausweglosigkeit und Agonie nach sich ziehen. Das suizidale Erleben ist dann nicht mehr auslöserorientiert, es wirkt eher diffus, nebulös, kryptisch, sprachlos, gleichsam tief eingelassen in die Struktur und innere Welt des Patienten. Es ist in der Gegenübertragung oft nur als »Stimmung« wahrnehmbar.

Die Fähigkeit des Therapeuten, ein angemessenes Containment während dieser suizidalen Aufwallungen zu gewährleisten, ist unverzichtbar und die originäre Deutungsarbeit ist auf das Minimale zu beschränken.

> Frau K. musste mir über viele Stunden immer wieder die Auffindesituation ihrer in der Wohnung ermordeten Mutter erzählen. Das fünfjährige Mädchen hatte etliche Stunden vor der abgeschlossenen Schlafzimmertür verharrt, weil die Mutter ihr ein Geschenk versprochen hatte, wenn die Tochter sie länger als bis neun Uhr schlafen ließe. Schließlich wandte sie sich voller Verzweiflung an einen Nachbarn, der die Tür aufbrach.
>
> Frau K. hatte diese Szene »vergessen« und erst wieder »erinnert«, als sie an ihrem Geburtstag eine gefühlte Ewigkeit auf ihren Freund warten musste, der am Ende nicht kam, weil er nach einem Nachtdienst »verpennt« hatte. In suizidaler Absicht habe sie sich daraufhin ein Messer in den Hals gerammt. Ich selbst erlebte mich in diesen »Erinnerungsstunden«, via projektiver Identifizierung, wie eben dieses Mädchen: starr, angewurzelt auf dem Stuhl, ohnmächtig, unfähig, etwas zu tun oder zu sagen, außer es auszuhalten.

Sehr narzisstisch strukturierte Patienten wiederum können mit dem Erreichen der depressiven Position – oder ihren Vorhöfen – in Entsetzen über die eigene Destruktivität geraten. Durch den sich vergrößernden Realitätsbezug – »nicht der andere, sondere ich bin böse« – kann sich das suizidale Erleben deshalb erneut zuspitzen, weil der Prozess der realistischeren Selbstreflexion zur Überprüfung der eigenen Liebes- und Beziehungsfähigkeit zwingt (vgl. Kernberg 1975, S. 296ff.).

Joachim Küchenhoff (2001) akzentuiert zu Recht den dialogischen Prozess als wirksamstes technisches Agens im Unterschied zur handlungsorientierten psychiatrischen Krisenintervention: »In der Therapie geht es darum, miteinander das Gespräch über den Suizid aufrechtzuerhalten, sie einzubetten in einen gemeinsamen Verstehenshorizont. Das bedeutet ja nicht immer, daß die Therapeuten das Richtige sagen und die Motive zum Suizid richtig erkennen müssen, um hilfreich zu sein. Wir wissen aus der klinischen Erfahrung, daß es oft hilfreich genug ist, entschlossen auf die Suche zu gehen, um eben dadurch die Selbstdeutungsmuster wieder zu verflüssigen, die Luft im aufgeheizten inneren Raum abzukühlen, neue Gedanken zuzulassen« (Küchenhoff 2001, S. 78).

Die Abschlussphase: sinnhafte Kontextualisierung

Vor dem Hintergrund des klinischen Wissens, dass suizidale Personen häufig traumatische Trennungserfahrungen gemacht haben und eine unaushaltbare Trennung oft genug der aktuelle Auslöser der suizidalen Krise ist, kommt der Einleitung des Behandlungsabschlusses eine eminente Bedeutung zu. Insbesondere kurztherapeutische Behandlungen sind über den gesamten Verlauf hinweg vom abzusehenden Ende der Psychotherapie geprägt. Gerade dieses Setting macht es erforderlich, quasi von Anbeginn auf die Schicksalslinien von Trennung und Getrenntheit im Reflex auf das faktische Therapieende zu fokussieren.

Schon während des Therapieprozesses ist die Wahrscheinlichkeit groß, dass Unterbrechungen kürzerer (Wochenende) und längerer Art (Urlaube, Krankheit des Therapeuten etc.) zu einer erneuten krisenhaften Zuspitzung führen, weil sie als überwältigende Wiederbelebung traumatischer Trennungserfahrungen erlebt werden können. Möglicherweise kommt es bereits dann zu Suiziddrohungen, um die Trennung zu verhindern. Gelingt es nicht, dieses Erleben innerhalb des Übertragungs- und Gegenübertragungsgeschehens zu bearbeiten und zu entschärfen, dann ist es angezeigt, über eine adäquate Urlaubsvertretung nachzudenken, gegebenenfalls auch eine kurzfristige psychiatrische Aufnahme zu erwägen (vgl. auch Auchter 2002).

In der Regel kommt es in der Endphase nicht nur zu einer

Reaktualisierung schmerzhafter Affekte, quälender Trauer oder depressiver Zustände, sondern auch zu einem mehr oder weniger ausgeprägten Acting-in oder Acting-out. Durch eine rasante Befindlichkeitsverschlechterung kann der Patient den Therapeuten zu zwingen versuchen, das Ende hinauszuzögern oder gar gänzlich davon abzusehen. Nicht selten werden manifeste Suizidankündigungen formuliert und die Terminierungen fallen mit dem Tag des Behandlungsendes zusammen oder liegen kurz danach. Der Patient kann aber auch selbst – aus Rache, Wut und Groll im Sinne einer Wendung vom Passiven ins Aktive –, das vorzeitige Ende bestimmen, indem er den letzten Stunden fernbleibt, und damit Besorgnis, Angst und Unruhe im nun seinerseits »verlassenen« Therapeuten erzeugen, um sich zumindest in absentia im anderen zu verankern.

Gelegentlich versuchen Patienten, das drohende Ende aber auch durch eine Schwangerschaft, das Eingehen neuer Liebesbeziehungen oder die überstürzte Aufnahme einer weiteren Therapie zu bewältigen.

Grundsätzlich ist es fatal, wenn Therapeutinnen und Therapeuten mit der Rolle des omnipotenten Retters identifiziert sind, denn »sie handeln häufig im Sinne der bewussten oder unbewussten Annahme, sie könnten ihm [dem Patienten] die Liebe und Fürsorge geben, die andere ihm nicht geben konnten, und seinen Wunsch, zu sterben, dadurch auf magische Weise in den Wunsch, zu leben, verwandeln« (Gabbard 2010, S. 267). Was auf diese Weise aus dem Blick gerät, ist, dass der Patient dem Therapeuten projektiv die Rolle des Scharfrichters zugewiesen hat, dem er beweisen will, dass nichts, was er tut, je ausreichen und gut sein wird (vgl. auch Hendin 1963). »Somit ist es paradoxerweise der Arzt, der sich so sehr anstrengt, den Patienten am Leben zu halten, der ihn, unbewusst, am ehesten zu dem treibt, was ihm mittlerweile als einzige noch mögliche autonome Handlung bleibt – nämlich Selbstmord« (ebd.).

Das heißt übersetzt für die Abschlussphase, dass die Lockerung des Rahmens oder die manipulativ erzwungene Rücknahme der Beendigung keineswegs eine suizidprophylaktische Wirkung entfaltet, sondern kontraproduktiv die Verfestigung einer sadomasochistischen Verclinchung sowie ein suizidales Agieren induzieren kann.

Auch wenn das gegenseitige Einvernehmen des Therapieendes einen technischen Konsens darstellt, so dürfen äußere Faktoren, wie ein konzeptuell-begrenzter Behandlungsrahmen und limitierte Krankenkassenleistungen, nicht außer Acht gelassen werden. Diese machen es im Einzelfall notwendig, dass der Therapeut das von Patienten häufig verleugnete Ende immer wieder in den Blick rückt. Unter der Voraussetzung, dass sich eine hinreichend stabile Beziehung etablieren konnte, besteht die große Chance, die vormals als überwältigend empfundene Trennungserfahrung ohne angemessene Trauerbewältigung durch die therapeutisch gehaltene und gemeinsam antizipierte Trennung zu einer erträglichen, korrigierenden und integrierbaren Erfahrung werden zu lassen. Darüber hinaus kann auch dann von einem hinreichend gelungenen Ende gesprochen werden, wenn der Patient sich motiviert zeigt, im Anschluss eine längerfristig angelegte psychoanalytische Psychotherapie aufzunehmen.

Zusammengefasst besteht das Kernziel der Behandlung suizidaler Menscher nicht darin, suizidales Erleben und suizidale Fantasien wie einen malignen Virus ein für alle Mal »auszutreiben«, sondern darin, einen inneren Raum zu schaffen, der es dem Patienten ermöglicht, mittels seiner gewonnenen selbstanalytischen Fähigkeiten über sein Empfinden nachzudenken, es auszuhalten und sinnhaft zu kontextualisieren. Allein dadurch kann der affektiv aufgeladene Handlungsdruck langfristig bezähmt und in Repräsentations- und Symbolbildungen transformiert werden.

Behandlungsklippen: Komplikationen im therapeutischen Setting

Wenn Johann Wolfgang von Goethe seinen Werther schreiben lässt: »Ich kehre in mich selbst zurück, und finde eine Welt«, klingt in dieser Sentenz ein Selbstheilungsversuch an, nämlich die enttäuschte Abkehr von den äußeren Objekten und eine hoffnungsvoll anmutende Wendung nach innen. Diese allerdings endet auch bei Werther tödlich, weil er gezwungen ist, wie dies bei vielen traumatisierten und chronisch Suizidalen der Fall ist, in der inwendigen Bewegung an den Ursprungsort des Destruktiven zurückzukehren.

Die Innenwelt der traumatisierten Patientinnen und Patienten, auf die wir im psychotherapeutischen Prozess treffen, ist häufig bevölkert und kontaminiert mit destruktiven, abgespaltenen und unerträglichen Objekten. So ist die Psychotherapie für beide – für den Patienten und den Behandler – von Anbeginn ein heikles Unterfangen, denn regelhaft kommt es im psychotherapeutischen Prozess zu einer Reaktualisierung und -inszenierung des traumatischen Erlebens, in dessen Folge der Therapeut qua projektiver Identifikation als destruktives, verfolgendes und »böses« Objekt wahrgenommen wird, das es zu bekämpfen und/oder dem es zu entfliehen gilt.

Goethes Werther kann als paradigmatische Figur des Suiziddiskurses hervorgehoben werden, an der sich nicht nur alle relevanten psychoanalytischen Konzeptualisierungen zur Suizidalität exemplifizieren ließen, wie etwa der rasante Umschlag von fremdaggressiven in selbstzerstörerische Impulse, von Wut und Hass in Selbsthass und schließlich Selbstvernichtung, ein adoleszenztypisches, körpernahes Fragmentierungserleben, sondern an ihm lässt sich zeigen, dass die Unverfügbarkeit Lottes, ihr Gebundensein an Albert, konstitutiv ist für seine rasende, alles verzehrende Liebe (dazu unten mehr).

Das traumatische Introjekt und der Gegenübertragungshass

Empirische und klinische Studien zeigen, dass suizidale Patientinnen und Patienten ungleich häufiger als andere Menschen Opfer von traumatisierenden Erfahrungen waren. Dazu gehören unter anderem Erlebnisse wie der plötzliche Tod eines Elternteils, Trennungen durch Adoption und Weggegebenwerden, lang anhaltende Deprivationserfahrungen, destruktiv-vernachlässigende Zustände, Aufenthalte in Kinderheimen. Darüber hinaus haben viele suizidale Personen chronische Gewalterfahrungen wie sexuelle Übergriffe, Vergewaltigungen, psychischen Missbrauch oder Prügel am eigenen Leibe zum Teil über Jahre erfahren.

Auch wenn es bei der männlichen Klientel durchaus fremdaggressive Verarbeitungsweisen des Erlittenen gibt, so dominieren in der Regel autoaggressive Abwehrstrategien, die sich in Essstörungen, selbstverletzendem Verhalten, Suchtmittelkonsum sowie vor allem in chronischer oder akuter Suizidalität zum Ausdruck bringen. Es ist, so zeigen unsere klinischen Erfahrungen, das primäre und unverzichtbare Angewiesensein auf den anderen – mag sich dieser als noch so grausam und untauglich erwiesen haben –, das zu anhaltenden Dissoziations- und Spaltungsphänomenen führt sowie zur inwendig-projektiven Implosion zwingt, kehrseitig aber unauflöslich mit mörderischen Impulsen verknüpft bleibt.

Mathias Hirsch präzisiert, dass der Begriff

> »›Trauma‹ [...] eigentlich eine Kurzformel für ein sehr komplexes Prozessgeschehen [ist]. Ein überwältigendes Ereignis überrollt den psychischen Apparat und durchbricht den Reizschutz des Ichs, das die Gewalterfahrung nicht integrieren kann. Es ist vielmehr gezwungen, Notmaßnahmen zu ergreifen, insbesondere die der beiden vorherrschenden Bewältigungsversuche: Dissoziation und Internalisierung der Gewalt. Sándor Ferenczi hat dies als Erster als Introjektion und

> Identifikation mit dem Aggressor beschrieben. Diese kaum gelingenden Abwehrmechanismen haben wiederum Folgen, die uns als Symptome der Traumatisierten begegnen: dissoziative Zustände, Intrusionen, unbeeinflussbares Wiederherstellen der traumatischen Situation, Angststörungen als Äquivalente der Dissoziation. Allerdings erzeugt die Internalisierung lang dauernde schwere Schuldgefühl- und Selbstwertprobleme, Beziehungsstörungen, Depressionen und *Suizidalität*, verfehlte Identitätsentwicklung und Lebensverläufe, aber auch dissoziales, gewalttätiges Verhalten in einer Täter-Opfer-Umkehr aufgrund einer Täter-Identifikation. Ein ›Trauma‹ ist also ein Prozess, in dem einer Gewalteinwirkung (traumatisches Ereignis) die direkte Abwehrreaktion des Opfers in der Gewaltsituation folgt und sich schließlich Langzeitfolgen einstellen. Diesen Prozesscharakter gibt der Begriff ›Traumatisierung‹ besser wieder als die Kurzformel ›Trauma‹. Das ›Trauma‹ kann also nie als ein wenn auch noch so furchtbares Ereignis allein dastehen. Und nicht jedes Ereignis wirkt auf alle gleich. Ähnliche Einwirkungen und Situationen haben auf verschiedene Individuen ganz unterschiedliche traumatische Einflüsse« (Hirsch 2011, S. 10; eigene Hervorhebung).

Mathias Hirsch weist ferner darauf hin, dass »›komplex‹ Traumatisierte oft keine lautstarken, der traumatischen Situation entsprechenden Symptome entwickeln, sondern eher Beziehungs- und Selbstwertstörungen, Arbeitsstörungen, Depressionen, Suizidalität« (ebd., S. 43), deren Qualität ich weiter oben als schwer fassbare und diffuse *Stimmung* zu beschreiben versucht habe.

An dieser Stelle möchte ich auf die lärmenden Formen suizidaler Übertragungsfiguren eingehen, die eine große Herausforderung und Belastung für die psychotherapeutische Behandlung darstellen.

Zunächst ließe sich vor diesem Hintergrund die These vom Mord am inneren Introjekt weiter zuspitzen. Denn richtig ist, dass sich fast jeder Depressive auch suizidal erlebt, aber nicht jeder Suizidale ist depressiv. Mehr noch: Viele Laien bedauern uns, die wir jahrzehntelang mit Suizidalen psychotherapeutisch arbeiten, weil sie annehmen, es müsse schrecklich sein, immer nur mit Tod und Hoffnungslosigkeit konfrontiert zu sein. In diesem recht verbreiteten Alltagsverständnis taucht das, was uns wirklich zu schaffen macht, kaum auf: die der suizidalen Dynamik inhärente Wut, der

Hass, Groll, Zorn und Neid, folglich ein Destruktionspotenzial, das den psychotherapeutischen Prozess aufs Äußerste auflädt und kontaminiert. Wir werden gequält, entwertet, drangsaliert, manipuliert, gewissermaßen in Beugehaft genommen: »Wenn Sie mir nicht geben, was ich brauche, dann bringe ich mich um, und Sie sind Ihren Job los!«, lautet die implizite oder ganz explizit formulierte Botschaft. Das ganze mörderisch grundierte Drama eines Zwei- und Mehrpersonenstückes tobt sich zwischen uns aus, und wir erfahren hautnah und unmittelbar via projektiver Identifikation, wie es in der Innenwelt des Patienten aussehen und zugehen mag.

Unsere klinischen Erfahrungen zeigen, dass insbesondere traumatisierte, persönlichkeitsgestörte Patienten, zum Beispiel mit einer Borderline-Störung, in Zuständen des Hasses und der Wut, des existenziellen »Außersichseins«, Suizidversuche unternehmen und die damit einhergehenden Fantasien mit Hass, Wut, Neid und Rachegefühlen sowie der »Reue-am-Grab-Fantasie« (vgl. Kind 1992) aufgeladen sind. Wir reden also wenig über den Tod, sondern *erleben* Hass und Wut und werden durch intensive Übertragungs- und Gegenübertragungsdynamiken in archaisch aufgeladene Objektbeziehungsszenarien verwickelt, die gewissermaßen sprachlos geschehen und primär über »verkörperte« Gegenübertragungsgefühle einschließlich psychovegetativer Missempfindungen wie Müdigkeit, Übelkeit, Ekel, Schwindel und Kälte erfahrbar sind.

All dies lässt uns manchmal im Sinne der projektiven Identifizierung fühlen und denken: »Dann mach's doch endlich.« Sagen tun wir dies nicht, gilt es doch zu verstehen, dass die traumatische Reinszenierung, wie es Sigmund Freud bereits im Kontext des Wiederholungszwanges formuliert hat, dazu dienen soll, sie in einen anderen Ausgang als der Katastrophe münden zu lassen. Je schwerer traumatisiert ein Patient durch anhaltende psychische und physische Misshandlungen ist, desto größer die Wahrscheinlichkeit, dass das Trauma buchstäblich in Szene gesetzt werden *muss*.

> »Besonders bei Patienten, die eine schwere körperliche Mißhandlung oder einen sexuellen Mißbrauch erlebt haben oder auch chronisch zu Zeugen solcher Mißhandlungen oder solchen Mißbrauchs wurden,

> kann die Wiederbelebung dieser Mißhandlungserlebnisse und Mißbrauchserfahrungen in der Übertragung zu einem Agieren führen, mit Hilfe dessen es dem Patienten erneut gelingt, zu einem Opfer der auf Seiten des Therapeuten vermuteten Aggression zu werden, und ebenso kann der Therapeut seinerseits zu einem Opfer werden, wenn der Patient den Mißbrauch in vertauschten Rollen inszeniert« (Kernberg 1999, S. 56).

Darüber hinaus kann die chronisch feindselige Haltung des Patienten »während der Stunden auch Ausdruck der Identifizierung des Patienten mit einem sadistischen elterlichen Objekt sein, während der Patient gleichzeitig die angegriffene, mißhandelnde Selbstrepräsentanz auf den Therapeuten projiziert« (ebd., S. 55).

Inzwischen belegen klinische Studien einhellig, dass die Behandlung von traumatisierten und suizidalen Patienten mit destruktiv-archaischen Gegenübertragungsgefühlen verknüpft sein kann, die, wenn sie nicht hinreichend bearbeitet, sondern agiert werden, ein hohes Risiko für den Patienten *und* den Therapeuten darstellen können (vgl. auch Reimer 1981).

Die Psychoanalytiker John T. Maltsberger und Dan H. Buie getrauten sich 1974, in Anknüpfung an Donald W. Winnicott (1949), als eine der Ersten, vom »Hate in the Countertransference«, also vom Hass in der Gegenübertragung, im Kontext der Psychotherapie suizidaler Patienten zu sprechen. Die Autoren stellten fest, dass sadistisch getönte Bösartigkeit und Aversion zu den häufigsten Gegenübertragungsreaktionen in der Behandlung suizidaler Menschen gehören. Eine spezifische Gefahr besteht darin, dass der im Therapeuten induzierte Sadismus gegenüber dem Patienten ausagiert wird, indem dieser auf der Station oder beim Termin in der Praxis »vergessen« oder alles daran gesetzt wird, dass der Patient von sich aus die Behandlung abbricht.

> »Gegenübertragungshass muss als Teil der Erfahrung bei der Behandlung suizidaler Patienten akzeptiert werden. Er entsteht häufig als direkte Reaktion auf die Aggression des Patienten. Selbstmorddrohungen können über dem Kopf des Therapeuten hängen wie das Damoklesschwert der Mythologie und ihn Tag und Nacht verfolgen. Ebenso können Familienmitglieder des Patienten von der Sorge geplagt

> sein, für einen Selbstmord verantwortlich zu sein, wenn sie auch nur eine falsche Bewegung oder eine weniger einfühlsame Bemerkung machen. Wenn der Therapeut den Gegenübertragungshass abspaltet und verleugnet, kann er auf den Patienten projiziert werden, der sich dann zusätzlich zu seinen bestehenden Selbstmordimpulsen auch mit den mörderischen Wünschen des Therapeuten auseinandersetzen muss« (Gabbard 2010, S. 268).

Die kontinuierliche, engmaschige Supervision oder Intervision sollte somit integraler Bestandteil der Behandlung von Suizidgefährdeten sein. Mathias Hirsch (2011) und andere Autoren weisen zu Recht darauf hin, dass es nicht das Ziel sein könne, die heftigen Gegenübertragungsaffekte zu verleugnen, aus Scham zu tabuisieren oder gar zu eliminieren, sondern es gelte, sie als spezifische Reaktion reaktualisierter, traumatischer Übertragungsfiguren zu verstehen:

> »Hat man als Analytiker oder Therapeut immer wieder einmal Schuldgefühle entwickelt – etwa zu emotional, besonders aggressiv agiert zu haben –, dann wird man umgekehrt vielleicht Schuldgefühle bekommen müssen, zu wenig affektiv, zu wenig engagiert zu arbeiten. Psychoanalytische Therapie von Traumatisierten ist schließlich ein Prozess der Loslösung von den inneren Objekten, die der erlittenen traumatischen Gewalt entsprechen, ein Trauerprozess, der nur in Gang kommt, wenn die asymbolischen ›gefrorenen Introjekte‹ (Giovacchini 1967) in der therapeutischen Beziehung ›aufgetaut‹, zusammen mit den adäquaten Affekten entäußert und nun überlebt werden können« (Hirsch 2011, S. 111).

Hirsch verweist hier implizit auf einen weiteren zentralen Aspekt, der in der Behandlung schwer traumatisierter Patientinnen und Patienten von zentraler Relevanz ist, nämlich die Dimension der Zeitlichkeit. Vergegenwärtigen wir uns, dass psychische Entwicklungsprozesse ihre angemessene Zeit benötigen und nicht manipulativ verdichtet und beschleunigt werden können, und bedenken wir die Tatsache, dass frühkindliche traumatische Erfahrungen im Sinne des Prinzips der *Nachträglichkeit* auch noch nach Jahrzehnten ihre verstörende und destruktive Wirkung entfalten können, so bedeutet dies im Umkehrschluss, dass gerade für diese Behandlungen ein angemessener Zeitrahmen veranschlagt werden muss. Nur unter diesen hinreichend guten Bedingungen besteht überhaupt die Aussicht darauf, dass Traumata dieses Ausmaßes in ihrer komplexen Dramatik durchgearbeitet und für den Betroffenen aushaltbar, das heißt vor allem: *überlebbar* gemacht werden können.

Die sexualisierte und manipulative Übertragung

Die sexualisierte Übertragungsbeziehung kann ähnlich wie der Übertragungs- bzw. Gegenübertragungshass zu einer enormen Belastung für beide Seiten werden. Insbesondere dann, wenn sie mit Suizidandrohungen manipulativ verknüpft wird und sich auf Penthesileas performativen Imperativ »Dich zu gewinnen oder umzukommen« verengt.

Die Sexualisierung, im Unterschied zu reiferen Formen erotischer und Liebesübertragungen (vgl. Blum 1977), ist die Kehrseite des Hasses, und ihr ist in ähnlicher Weise ein imposantes Paradox immanent, indem sie gleichermaßen Beziehung herzustellen wie zu zerstören sucht.

Gemeinhin kann die Sexualisierung sehr unterschiedlichen und komplex verwobenen bewussten und unbewussten Zielen dienen und innerhalb der therapeutischen Beziehung als Versuch zur Bewältigung traumatisierender Erfahrungen eingesetzt werden, die sich aus protektiven, aggressiven oder autodestruktiven Dynamiken speisen. Krankheitsursächlich wird sie sowohl als Folge von Deprivations- als auch Überstimulierungstraumata verstanden (vgl. Hirsch 2011). Sie ist eine klassische Variante der irreführenden und missglückenden Kontaktaufnahme, und zwar im Sinne der von Sándor Ferenczi (1932) beschriebenen Sprachverwirrung zwischen dem Kind und den Erwachsenen. Sie verstellt und verhüllt die darin gebundenen und gleichermaßen abgewehrten fundamentalen Bedürfnisse nach Gesehenwerden, Akzeptiertsein und Anerkanntwerden.

Der sexualisierte Beziehungsmodus verweist strukturell auf eine gravierende Missrepräsentation und mangelnde Symbolisierungsfähigkeit, da der andere nur existiert, wenn er psychophysisch wahrnehmbar und buchstäblich greifbar ist. Jede physische

Abwesenheit bzw. das Erleben der Unerreichbarkeit des anderen wird unmittelbar zu einer existenziellen Vernichtungserfahrung, *aufgrund* der traumatischen Primärerfahrungen, in denen Anwesenheit und Bezogenheit immer schon mit psychophysischen Überwältigungen oder totaler Abwesenheit durchwirkt war. Die Tendenz zur Sexualisierung im Sinne eines andauernden vermeidend-anklammernden (»agoraphob-oknophilen«) Beziehungsmodus sowie die Instrumentalisierung und »Opferung« des eigenen Körpers dient dem doppelten Ziel, ein überlebenswichtiges Objekt an sich zu binden *und* es von sich fernzuhalten, wodurch die oft quälenden, gleichwohl stabilen sadomasochistischen Beziehungsarrangements erklärbar werden. Insbesondere Borderline-Patienten erleben sich unbewusst in dem Dilemma von Verlassenheits- *und* Verschmelzungsangst. Die Sexualisierung kann dazu dienen, das Objekt einerseits existenzsichernd zu binden, andererseits dadurch eigene Hilflosigkeitsgefühle zu regulieren und das Objekt auf Distanz zu halten.

Das Ausmaß und die Intensität der agierenden Sexualisierung hängt fraglos eng von der geschlechtsspezifisch ausgestalteten Therapeut-Patienten-Dyade ab und wird in der Regel durch gegengeschlechtliche therapeutische Dyaden begünstigt: Mann/Therapeut – Frau/Patient; Mann/Patient – Frau/Therapeut. In gleichgeschlechtlichen Konstellationen hingegen, auch unter Berücksichtigung latenter oder manifester homosexueller Ausrichtungen, werden Erotisierungen und Sexualisierungen zumeist in weniger lärmenden und imperativen Formen inszeniert. Vor dem Hintergrund einer soziokulturell geprägten und noch immer wirksamen Geschlechterhierarchie und -asymmetrie entsteht die sexuelle Übertragung überdurchschnittlich gehäuft in der typischen Konstellation von männlichem Therapeuten und Patientin. Sie wurde demgemäß auch am differenziertesten untersucht (vgl. Dammann/Benecke 2009; Gerisch 1993).

Sexualisierendes Agieren und Abstinenzverletzungen

Als einer der wichtigsten Befunde der Gegenwart gilt die von Glen O. Gabbard (2007) theoretisch und klinisch fundierte Beobachtung, dass sexualisierendes Agieren seitens des Patienten und die schweren Abstinenz- und Regelverletzungen seitens des Therapeuten am häufigsten in der Behandlung suizidgefährdeter Patientinnen stattfinden. Nur in diesen therapeutischen Konstellationen verdichte sich auf so existenzielle Weise die Dimension von Leben und Tod und befördere, insbesondere bei narzisstisch anfälligen und labilen Therapeuten, in besonderem Maße omnipotente Allmachts- und Rettungsfantasien, die im Kern auf die Unfähigkeit des Behandlers verweisen, den in der Sexualisierung gebundenen intensiven Hass des Patienten aufzudecken, auszuhalten und durchzuarbeiten.

Suizidale Personen suchten geradezu nach einem möglichst »bösen« Objekt. Sie brauchen den »Analytiker dringend dafür, dass er das misshandelnde Objekt in ihrem Inneren hält, das an ihnen frisst und ihnen Leid verursacht. Analytiker, die sich nicht in das böse Objekt verwandeln lassen wollen, fordern ihre Patienten lediglich dazu auf, ihre Bemühungen, Hass und Aggression innerhalb der Dyade zu erreichen, noch zu steigern« (Gabbard 2007, S. 139).

Darüber hinaus berichteten Therapeuten, die sich infolge schweren missbräuchlichen Verhaltens (Berührungen, sexuelle Kontakte, Einladungen nach Hause oder in die Ferien etc.) in Beratung begeben hatten, vielfach von eigenen gravierenden Verlusterfahrungen in der Vorgeschichte, die im Gefolge die unbewusste Überzeugung nährten, an der todes- und liebeskranken Patientin im Gestus allmächtiger Hilfsbereitschaft Wiedergutmachung, Rettung und Heilung zu leisten. Diese phantasmatischen Überzeugungen dienen Psychotherapeuten auch häufig zur gänzlich ich-syntonen Legitimationsstrategie ihres grenzverletzenden Verhaltens. Die prekäre Ironie, wie es Gabbard formuliert, liege darin, dass der Konkretismus der Patientin durch den Konkretismus des Therapeuten, etwa durch imperativ eingeforderte und vermeintlich lebensrettende Penetration, beantwortet wird, obgleich doch gerade die suizidgefährdete Klientel in besonderem Maße auf einen klaren, haltenden und begrenzten Rahmen angewiesen ist, der nun aber gleichsam psychotisch entgrenzend aufgelöst werde.

Kurz gesagt: Der Patient hat ein Recht auf sein destruktives und sexualisierendes Agieren, der Therapeut hat aber kein Recht auf die Grenzverletzung, wie gut und (pseudo)ethisch diese auch immer begründet sein mag.

Vor diesem Hintergrund erstaunt es kaum, dass auch viele meiner Patientinnen im Therapie-Zentrum für Suizidgefährdete von erschütternden, zum Teil jahrelangen sexuellen und narzisstischen Missbrauchserfahrungen in vorangegangenen Therapien berichteten, die sie ursprünglich aufgesucht hatten, um ihre traumatisierenden Erfahrungen in der Primärfamilie zu bearbeiten. Fraglos waren sie selbst an der Reinszenierung einer missbräuchlichen Beziehung durch verführendes und sexualisierendes Agieren aktiv beteiligt, gleichwohl mit dem Ziel, zum ersten Mal im Leben einen anderen als den katastrophischen Ausgang der Retraumatisierung zu erwirken. Das heißt, dass die Persönlichkeit des Therapeuten und seine spezifischen Anfälligkeiten und Verführbarkeiten, die im Wesentlichen im narzisstischen Bereich liegen (vgl. Kernberg 1984), gerade in der Behandlung suizidgefährdeter Patientinnen eine zentrale Rolle spielen.

Dieser Befund verweist ein weiteres Mal auf die unerlässliche Notwendigkeit zur Intervision und Supervision als integrale Bestandteile der professionellen psychotherapeutischen Arbeit mit Patientinnen und Patienten, die dazu verhelfen können, blinde Flecke aufzuspüren, unbewusste Verstrickungen zu erhellen und der Gefahr destruktiver Entgleisungen entgegenzuwirken. Überdies gerät im Kontext der sexualisierten Therapeut-Patient-Dyade schnell aus dem Blick, dass die Unverfügbarkeit des anderen, des Therapeuten, oftmals konstitutiv für die allumfassende Liebe bis hin zur rasenden Selbstaufgabe ist und keineswegs allein auf deren Erfüllung pocht. Vielmehr entspringt die erotisierte Raserei, die nicht zwingend die Folge von sexuellen Realtraumatisierungen sein muss, in der Regel der infantilen ödipalen Dynamik, die ja mit einschließt, dass das Kind sich darauf verlassen *muss* und darauf vertraut, dass der andere (i.d.R. der Vater oder die Mutter) das Liebesbegehren und Drängen zwar anerkennt, aber eben nicht real erfüllt und beantwortet, sondern dem Kind die unvermeidbare Enttäuschung zumutet, aus der exklusiven Elterndyade partiell ausgeschlossen zu sein. Darüber hinaus können »die therapeutischen Techniken im Umgang mit Sexualisierungen […] vielfältig [sein] und sollten je nach Situation, Art und Ausmaß der Pathologie des Patienten, Geschlecht der Beteiligten, kulturellen Faktoren, Phase der Behandlung und Erfahrung des Therapeuten gewählt werden. Entscheidend ist stets auch die Analyse der Gegenübertragung« (Dammann/Benecke 2009, S. 340).

Acting-out und Acting-in

Im Zuge der sich manifestierenden Sexualisierung können lärmendere oder verhülltere Varianten des Acting-in und Acting-out unterschieden werden. Während es typische Formen des Acting-out gibt, wie etwa promiskes und prostituierendes Verhalten, das in den Therapiestunden durch detailliertes Beschreiben sexualisierend instrumentalisiert wird, auch in der insgeheimen Hoffnung, den Therapeuten neidisch oder gar eifersüchtig zu machen, ist der Therapeut insbesondere dann durch die Formen des Acting-in bedroht, wenn das imperative Beharren auf einer realen sexuellen Beziehung mit Suiziddrohungen bei Nichterfüllung und Zurückweisung verknüpft wird. Die Sexualisierung erweist sich oftmals als panische Abwehr des Erlebens von psychophysischem Totsein (vgl. Gabbard 2007, S. 134) und stellt eine einzigartige Verlebendigungs- und Überlebensstrategie dar.

Herr P. hatte sich, nachdem sich seine Freundin nach fünfjähriger Beziehung getrennt hatte, völlig aufgelöst und verzweifelt an seinen Hausarzt gewandt, der ihn unverzüglich an das Therapie-Zentrum für Suizidgefährdete verwiesen hatte.

Schon im ersten Telefonat machte mir der Patient wortgewaltig klar, dass er ohne diese Frau nicht leben könne. Außerdem rase er vor Eifersucht, da seine Freundin zu ihrem Exfreund zurückgekehrt sei. Er bombardiere sie mit Telefonaten und SMS-Nachrichten und kurve mit dem Auto vor ihrem Haus hin und her.

Im Erstgespräch setzte er seine Dauerklage in lauten Wortergüssen fort: Er könne nicht mehr essen, nicht schlafen und »knalle« sich allabendlich mit Alkohol zu. Schon im zweiten Gespräch macht mir Herr P. ganz unvermittelt und unverblümt eine Liebeserklärung: Alles, was er nun habe, sei ich und diese Stunden hier. Mein Beharren auf dem therapeutischen Rahmen verstand er nicht, das wollte ihm partout nicht einleuchten: Wenn es ihm nur gut gehe, wenn ich da sei, sei es doch nur folgerichtig, dass ich immer für ihn da sei, wenn er mich brauche. Meine Versuche, sein konkretistisches Beharren auf Ungetrenntheit und Erfüllung *zu deuten*, liefen ins Leere: Er resümierte, dass sein Wunsch, für immer und ewig mit mir zusammen zu sein, doch überhaupt nichts sei, was man infrage stellen müsste.

An den Wochenenden verlor er völlig den Boden, nur der Alkohol rettete ihn über die Tage sowie ausgedehnte Fantasien, die um unser reales Zusammensein kreisten. Nur ein einziges Mal, im kurzfristigen Auftauchen aus seinem Furor, bemerkte er, dass es vielleicht gar nicht um diese Frau oder um mich als Person ginge, sondern um ein viel umfassenderes Gefühl, nicht angenommen zu sein, nicht geliebt zu werden, und das Erleben, unendlich zu fallen. Aber an diese erhellende Einsicht ließ sich im Verlauf nicht mehr therapeutisch anknüpfen, sie kollabierte so rasch, wie sie aufgetaucht war.

Ausgedehnt berichtete Herr P. von seinen sexuellen Fantasien, die allein auf mich zentriert seien, und er zeigte sich lediglich erstaunt darüber, dass er seine Exfreundin so schnell habe austauschen können. Zu einer weiteren Zuspitzung seines Erlebens kam es während meiner ersten Urlaubsabwesenheit. Nach meiner Rückkehr zeigte er sich außer sich darüber, dass ich ihm nicht sagen wollte, wo ich gewesen sei, und, schlimmer noch, dass ich ihm keine Karte, einen »winzigen Gruß«, geschickt hätte: »Das wäre doch nun wirklich nicht zu viel verlangt!« Alle erneuten Versuche, in einen verstehenden Kontakt zu kommen, schlug er aus. Das bloße Sprechen »darüber« erlebte er als unerträgliche Zurückweisung und Kränkung, als einen billigen Ersatz für das, was er doch so sehr wollte und brauchte.

Nach einigen weiteren Stunden inszenierte Herr P. dann plötzlich und ohne Ankündigung seinen dramatischen Abschied, indem er mir erneut mit romantischen Ausschmückungen seine Liebe gestand und von der Unmöglichkeit sprach, fortgesetzt zu mir zu kommen, wenn ich ihn nicht erhörte. »Lieber ein Ende mit Schrecken als ein Schrecken ohne Ende«, so kommentierte er seinen Entschluss und streute unüberhörbar suizidale Fantasien in seine Abschiedsrede. Erst beim Hinausgehen sagte er mit triumphierendem Blick, dass er eine neue, weit bessere Therapeutin gefunden habe, die nicht so einen Zirkus um den Rahmen mache.

Zumindest war es Herrn P. durch diese Wendung vom Passiven ins Aktive, und wenn auch nur vorübergehend, gelungen, sich selbst rettend narzisstisch zu stabilisieren, indem nun er der Verlassende mit Aussicht auf etwas Besseres und nicht der Verlassene war.

Selbst wenn es zum Berufsalltag dazu gehört, dass es unter besonderen Umständen nicht gelingt, eine stabile therapeutische Beziehung zu installieren, so verbleibt doch ein Rest des Zweifels und der nagenden Ungewissheit, irgendetwas nicht richtig gemacht zu haben, etwas nicht gesehen und die falsche Technik angewandt zu haben. Gerade Behandlungsabbrüche seitens der Patienten erzeugen diesen Selbstvorwurf und können im Umkehrschluss, in Identifikation mit dem enttäuschten Patienten, die fatale Überzeugung nähren, vielleicht das nächste Mal nicht gar so streng, abstinent und Grenzen setzend zu sein. Dies wäre dann der Auftakt zu dem von Glen O. Gabbard beschriebenen Circulus vitiosus, der auf der irrigen Annahme basiert, dass die Wunscherfüllung des Patienten dessen Heilung und nicht in Wahrheit dessen Zerstörung bedeuten würde.

Auch der spätadoleszente, suizidale Herr M. (siehe folgendes Fallbeispiel), symptomatisch anfänglich borderlinetypisch anmutend, strukturell aber reifer als Herr P., entwickelte im Rahmen einer vierstündigen Psychoanalyse recht rasch ein starkes Abhängigkeitsgefühl, das von intensiven Erotisierungen und Sexualisierungen begleitet war. Er konnte in seinem konkretistischen Erleben buchstäblich nicht be-*greifen*, dass es eine emotionale Nähe zu mir geben konnte ohne Körperkontakt. Dadurch blieb auch die Intensität der Begegnung für ihn immer latent unwirklich und mündete in der Dauerklage: »Ich kann sie nicht fühlen.« Man kann hier, im Sinne Donald Meltzers (1974), von einer Tendenz zu *adhäsiven Identifizierungen* sprechen, in denen psychisches Erleben von den sensorischen Qualitäten des Objektes als ungetrennt erfahren wird und von diesen abhängig bleibt, sodass es gleichsam zu einer imitatorischen Verklebung mit dem Oberflächenspektrum des Objekts kommt.

Über viele Wochen bot Herr M. alles auf, um mich in eine »echte« sexuelle Beziehung zu zwingen. Er probierte alle Varianten charmanten Verführens, die, da sie nichts fruchteten, in immer wildere und wütendere Drohungen umschlugen: Gelegentlich besprach er über das Wochenende in alkoholisiertem Zustand in langen Wut- und Verzweiflungskaskaden mein Praxisband oder schrieb wütende E-Mails, die alle um das Gleiche kreisten: sein ohnmächtiges Erleben, dass ich getrennt von ihm war und nicht verfügbar in der Weise, wie er es so unabdingbar zu brauchen glaubte. Immer wieder sprach er davon, dass er sich nun auf der Stelle umbringen würde, wenn ich ihn nicht erhörte.

Mein Beharren auf der Abstinenz, die er als grausam und sadistisch empfand, erzeugte außerhalb der Stunden anfänglich heftige Impulsdurchbrüche, die er – insbesondere unter Alkoholeinfluss – nur fremd- oder autoaggressiv ausagieren konnte. In den Gewaltausbrüchen und Prügeleien, die er selbst provozierte, fühlte er sich »wirklich« und authentisch, zugleich bedrohlich identifiziert mit seinem brutalen Vater. Ferner gestand er ein, ausgiebig Pornos im Internet zu konsumieren und täglich exzessiv zu masturbieren, um Spannungen abzubauen, sich zu beruhigen und sich permanent seiner phallischen Potenz zu vergewissern.

Er war inzwischen überzeugt davon, dass seine angepasste, soziale Kompetenz nur der Abwehr eines blutrünstigen, inneren Monsters diene. Auch reagierte er zunehmend empfindlich auf therapeutische Unterbrechungen (Trennungen), sehr eifersüchtig auf Mitpatienten und auf meine von ihm immer wieder übers Internet überprüfte öffentliche Präsenz, also mein Verbundensein mit etwas Drittem, aus dem er ausgeschlossen war. Seine Intoleranz gegenüber auch für mich unvermeidbaren Störungen innerhalb der Stunden ging so weit, dass er sich den ganzen Oberarm nach einer Therapiestunde zerschnitt, in der ich einem impertinent klingelnden Handwerker kurz die Tür geöffnet hatte. Allmählich konnte er besser verstehen, dass seine übergroße Bedürftigkeit, insbesondere nach Körperkontakt, seine Gier und Ungetrenntheitssehnsüchte sein zentrales inneres Drama repräsentieren, die in realen Beziehungen, egal wie gut sie auch sein mochten, nie gänzlich gestillt werden könnten.

Während er früher dazu tendiert hatte, sich in Trennungszeiten von der Freundin und/oder mir sofort mit einem Ersatzobjekt zu trösten, konnte er nun das Destruktive in seinem Agieren erkennen und frustrane Zustände besser ertragen. Mittels meiner Gegenübertragung war überdeutlich zu erfassen, wie sehr der Patient unter einem fehlenden oder eingeschränkten Containment insbesondere seiner Mutter gelitten haben musste, sodass ich ihn auf der Ebene der Regression oft wie einen deprivierten Säugling mit sehr löchrigem Reizschutz und dem unbedingten Angewiesensein auf ganz konkrete Fütterung erlebte, im emotionalen wie realen Sinne.

Je mehr Herr M. aber verstand, dass es diese ideale Mutter-Säugling-Dyade nie mehr geben würde und ich ihm nur dabei helfen konnte, mit

> den Folgen dieser Mangelerfahrung fertig zu werden, desto depressiver und suizidaler erlebte er sich. Eine wahre »Heilung«, so die über Wochen konstante Überzeugung des Patienten, könne nur durch eine »echte«, fühlbare Liebesbeziehung mit mir erreicht werden. Über lange Zeit bearbeiteten wir den zunächst unerträglichen Abschied von dem die Existenz sichernden Phantasma, dass es dieses ideale Objekt irgendwie und irgendwo geben und sich nur durch mich erfüllen könnte.

Zusammengefasst richteten sich die autoaggressiven Attacken von Herrn M. sowohl gegen das als enttäuschend erlebte und unverfügbare (mütterliche) Introjekt als auch gegen einen als unerträglich erlebten abhängigen, bedürftigen, mit dem anderen verschmolzenen und lebensunfähigen Selbstanteil: beides Introjekte, die im Körper lokalisiert waren und dort angegriffen und gleichsam getilgt werden sollten, um ein Weiterleben zu ermöglichen.

Paradigmatisch für dieses adoleszenztypisch-intrapsychische Drama von progressiven Loslösungs- und regressiven Ungetrenntheitssehnsüchten, in dem der Körper eine so tragende Rolle einnimmt, ist folgende Szene:

> Nach einem durchzechten Wochenende kam Herr M. in die Montagsstunde, schob wortlos den Pulloverärmel hoch und gab den Blick frei auf meinen Namenszug, den er sich mit einem Cutter in den Unterarm geritzt hatte.

Während es im ersten Fall für Herrn P. nicht möglich war, sich fortgesetzt auf die Behandlungsbeziehung – den für ihn so unerträglichen »Austausch von Worten« (Freud 1916–17, S. 9) – einzulassen, konnte sich Herr M. durch die stürmischen Phasen des Acting-in und Acting-out durcharbeiten, was für beide, den Patienten und die Behandlerin, phasenweise überaus anstrengend, bedrohlich und zermürbend war. Die wesentliche Differenz lag darin, dass mit Herrn M. die psychoanalytische Behandlung trotz der Turbulenzen fortgesetzt werden konnte, weil das Arbeitsbündnis nie gänzlich zerstört wurde und der Patient aus seinem konkretistischen Furor immer wieder den Weg zurück zum Denken, zum »Als-wie« und zum Reflektieren fand.

Anschließend sei noch einmal in aller Dringlichkeit vor der Gefahr gewarnt, Allmachts- und Omnipotenzfantasien in der Behandlung eines jeden und vor allem von schwer regressiven, traumatisierten und zugleich verführenden Patientinnen und Patienten zu agieren.

> »Der Grat zwischen altruistischen Wünschen, unseren Patienten zu helfen, und Allmachtsphantasien, sie zu heilen, ist schmal. Wir müssen uns vor der illusorischen Überzeugung hüten, nur wir allein könnten einem Patienten helfen und nur unsere einzigartige Persönlichkeit könnte ihm nützen, anstatt unser Wissen und unsere Technik. Wir müssen in unseren Grenzen als Analytiker sogar zulassen, einige Patienten zu verlieren. Diese Einsicht kann uns dabei helfen, masochistische Unterwerfungsszenarien zu vermeiden, bei denen wir uns in einer blinden und größenwahnsinnigen Anstrengung selbst opfern« (Gabbard 2007, S. 140).

In ganz und gar unauflöslichen und verstrickten Situationen kann es indes unumgänglich sein, die Behandlungsbeziehung zu beenden, wenn die akute Gefahr für den Patienten (unkontrollierbare Suizidimpulse) und den Therapeuten (gravierende juristische Konsequenzen) zu groß wird und sich durch die genuine therapeutische Technik des (Übertragungs-)Deutens nicht mildern und klären lässt. In einem solchen Fall, dem induzierten Behandlungsabbruch, muss aber zuvörderst die Einschätzung der Suizidalität stehen. Gleichermaßen gilt auch, dass eine therapeutische Beziehung unter massivem Beschuss und andauernden Bedrohungen nicht fortgeführt werden *kann* und nicht fortgesetzt werden *muss*, unabhängig davon, wie hoch das Suizidrisiko einzuschätzen ist.

Plädoyer für einen angemessenen Zeitrahmen psychotherapeutischer Behandlungen – Schlussbemerkung

> Die Welt des Glücklichen ist eine andere als die des Unglücklichen. Wie auch beim Tod die Welt sich nicht ändert, sondern aufhört.
>
> *Ludwig Wittgenstein*

Suizidalität ist ein überall auftauchendes, allgemein menschliches Phänomen und seit Jahrhunderten in kulturellen Produktionen (Bildende Kunst, Belletristik, Theater etc.) komplex verhandelt. Aber nicht alle Menschen werden infolge vergleichbarer und ähnlicher Bedingungen, mögen diese auch noch so grausam und verheerend sein, suizidal. Das Phänomen der Suizidalität verweist damit nicht nur ex negativo auf unhintergehbare Voraussetzungen für ein lebenswertes Leben, sondern auf anthropologische Bedingungen der Subjektwerdung, die sich um Anerkennung, Akzeptiertsein, Gesehenwerden und Geliebtwerden zentrieren und damit zugleich die Relevanz der individuellen Biografie *und* die Bedeutung des Anderen in den Blick rücken.

Suizidalität ruft reflexhaft die Frage nach dem *Warum* auf und konfrontiert auch die Fernstehenden mit der Ahnung, es könne um diese Gesellschaft nicht zum Besten bestellt sein, wenn so viele Menschen bereit sind, völlig mit ihr zu brechen – auch um den Preis ihres Lebens. Die vorschnellen, monokausalen und medial geschickt inszenierten Plausibilisierungen stehen nicht selten im Dienste der Abwehr: Sie schaffen Distanz, Differenz und Entlastung, wenn man sich im von Katastrophen geschüttelten oder gescheiterten Leben des suizidalen Menschen meint nicht wiedererkennen zu können. Die traditionell medizinisch-psychiatrische Krisenintervention war denn auch stets eher handlungsorientiert und »managend« am äußeren Auslöser orientiert, geleitet von der Vorstellung, wenigstens ansatzweise durch die Veränderung äußerer Rahmen- und Lebensbedingungen suizidprophylaktisch wirksam sein zu können.

Erst mit Sigmund Freuds Einführung eines dynamischen Unbewussten veränderte sich die Konzeptualisierung der Suizidalität grundlegend. Zum einen führte Freud eine wesentliche Differenz zwischen dem äußeren Auslöser und der reaktualisierten unbewussten Konfliktthematik ein. Zum anderen beeinflusste seine zentrale These vom Suizid als Mord an einem inneren Introjekt maßgeblich und nachhaltig zumindest alle weiteren psychoanalytischen Konzeptualisierungen und Theoriemodelle. Von nun an konzentrierte man sich auf die Schicksalslinien der verinnerlichten Objektbeziehungen und zunehmend auf deren Reinszenierung in der therapeutischen Beziehung.

Suizidalität entsteht, kurz gefasst, aus traumatischen, konfliktreichen Beziehungskonstellationen und deren intrapsychischen Verarbeitungsweisen und wird in der Regel durch ebensolche Beziehungskonflikte ausgelöst. Chronifizierte Suizidalität kann, so paradox es klingen mag, konstitutiv für das Weiterleben sein, weil sie auf der narzisstisch stabilisierenden Überzeugung basiert, ein Leben lang »Herr über Leben und Tod zu sein« und auf diese Weise jedweder Abhängigkeit, Ohnmacht und unerträglichem Ausgeliefertsein zu trotzen. Das Spezifische am suizidalen Erleben und Agieren erklärt sich also nur aus der individuellen Lebensgeschichte – in ihren unbewussten und verästelten Dimensionen und Transformationen –, die gleichwohl immer schon in eine soziale Realität eingebettet ist.

Ausgehend von diesen leitenden Annahmen, kann Suizidalität in ihren komplexen Bedeutungsfacetten psychodynamisch verstanden *und* behandelt werden, sofern dafür ein adäquates Behandlungskonzept und Beziehungsangebot sowie ein angemessener Zeitrahmen zur Verfügung stehen. Die sorgfältige Übertragungs- und Gegenübertragungsanalyse im Sinne der Reaktivierung spezifischer frühkindlicher Selbst- und Objekterfahrungen erweist sich dabei als Kerntechnik in der psychodynamischen Psychotherapie und Psychoanalyse, weil mittels dieses ausgefeilten Interpretations- und Verstehensreservoirs die markanten Paradoxien, Spaltungen, Widersprüche, Verkörperungen, Sprachlosigkeiten, die dem Suizidalen immanent sind, dechiffriert und im Prozess des Verstehens nutzbar gemacht werden können. Dies gilt gleichermaßen für die akute *und* chronische Suizidalität.

Die Behandlung suizidgefährdeter Menschen braucht vor allem Zeit und einen stabilen Rahmen, wie überhaupt psychische Veränderungsprozesse nicht beliebig verdichtet oder beschleunigt werden können. Hier ist zudem die hohe Rezidivquote von signifikanter Relevanz: Jeder Dritte wiederholt einen Suizidversuch und jeder Zehnte, der schon einmal einen Suizidversuch unternommen hat, stirbt durch einen Suizid (vgl. Götze 1992).

In ethischen und philosophischen Diskursen wird gern mit der Sentenz von Jean Améry (1976) argumentiert, in der er vom Suizid als einem Privileg des Humanen schreibt und die Selbsttötung als freie Willensentscheidung und Selbstbestimmungsrecht legitimiert. Dabei wird stets die von Améry selbst nachgesetzte Forderung außer Acht gelassen, dass eine Gesellschaft dafür sorgen solle, dass von diesem Privileg kein Gebrauch gemacht werden müsse.

Das Problem stellt sich also anders dar und weist weit über die Frage der Selbstbestimmung hinaus: Wie sich gezeigt hat, verfügt die zeitgenössische Psychoanalyse über komplexe ätiopathogenetische Erklärungsmodelle und klinisch profunde Behandlungstechniken, die aber noch längst keine angemessene Implementierung in die psychiatrisch-psychotherapeutische stationäre wie ambulante Versorgungslandschaft gefunden haben. Während insbesondere infolge der Suizide von Prominenten der Ruf nach wirksamer Suizidprophylaxe laut wird, verebbt er rasch im Zuge der Diskussion um adäquate Behandlungsmöglichkeiten, die nämlich, wenn sie einen angemessenen und unverzichtbaren Zeitrahmen veranschlagen, im Gegensatz zur favorisierten medikamentösen und krisenorientierten Intervention als unwirtschaftlich, zu aufwendig und zu kostenintensiv diskreditiert werden.

Wenn wir aber die Erschütterungen, die von einem »öffentlichen« Suizid, dem Suizid eines Patienten oder suizidalen Angehörigen ausgehen, konsequent ernst nehmen und konstruktiv nutzen wollen, dann wird es unerlässlich sein, über dieses auch gesundheitspolitisch relevante Phänomen auf der Basis der differenziert ausformulierten psychoanalytischen Verstehens-, Erklärungs- und Behandlungsmodelle neu nachzudenken. Erst damit ist mittel- und langfristig eine wirklich nachhaltige Suizidprophylaxe zu gewährleisten, mit all ihren ökonomischen, gesellschaftlichen und soziokulturellen Folgen.

Literatur

Abraham, K. (1912): Ansätze zur psychoanalytischen Erfahrung und Behandlung des manisch-depressiven Irreseins und verwandter Zustände. Zentralblatt der Psychoanalyse 2, 302–311.

Abraham, K. (1916): Untersuchungen über die früheste prägenitale Entwicklungsstufe der Libido. In: Gesammelte Schriften, Bd. II. Frankfurt a.M. (Fischer) 1982, S. 3–31.

Abraham, K. (1924): Versuch einer Entwicklungsgeschichte der Libido aufgrund der Psychoanalyse seelischer Störungen. In: Gesammelte Schriften, Bd. II. Frankfurt a.M. (Fischer) 1969, S. 113–183.

Ahrens, J. (2004): Selbstmord als Disziplin. Émile Durkheim und die Erfindung der Soziologie. In: Kappert, I.; Gerisch, B. & Fiedler, G. (Hg.): Ein Denken, das zum Sterben führt: Selbsttötung. Das Tabu und seine Brüche. Hamburger Beiträge zur Psychotherapie der Suizidalität, Bd. 5. Göttingen (Vandenhoeck & Ruprecht), S. 19–37.

Améry, J. (1976): Hand an sich legen: Diskurs über den Freitod. Stuttgart (Klett-Cotta) 1983.

Argelander, H. (1970): Das Erstinterview in der Psychoanalyse. Darmstadt (Primus).

Ariès, P. (1982): Geschichte des Todes. München (dtv).

Asch, S. (1980): Suicide and the hidden executioner. Internat Review Psychoanal 7, 51– 60.

Auchter, T. (2002): Ein Ende ist ein Ende ist ein Ende – und auch wieder keines! Zur Paradoxie der endlichen unendlichen Psychoanalyse. In: Diederichs, P. (Hg.): Die Beendigung von Psychoanalysen. Göttingen (Vandenhoeck & Ruprecht), S. 92–113.

Bachmann, I. (1984): Werke. Band 3: Todesarten: Malina und unvollendete Romane. München (Piper).

Barthes, R. (1988): Fragmente einer Sprache der Liebe. Frankfurt a.M. (Suhrkamp).

Bell, D. (2008): Who is killing what or whom? Some notes on the internal phenomenology of suicide. In: Briggs, S.; Lemma, A. & Crouch, W. (Hg.): Relating to self-harm and suicide. Psychoanalytic Perspectives on Practice, Theory and Prevention. New York (Routledge). S. 45–60.

Berger, M. (1987): Das verstörte Kind mit seiner Puppe – Zur Schwangerschaft in der frühen Adoleszenz. Praxis der Kinderpsychologie und Kinderpsychiatrie 36, 107–117.

Berger, M. (1988): Die Mutter unter der Maske. Zur Entwicklungsproblematik von Kindern adoleszenter Eltern. Praxis der Kinderpsychologie und Kinderpsychiatrie 37, 333–345.

Berger, M. (1989): Zur Bedeutung des »Anna-selbdritt«-Motivs für die Beziehung der Frau zum eigenen Körper und zu ihrem Kind. In: Hirsch, M. (Hg.): Der eigene Körper als Objekt. Berlin (Springer), S. 241–277.

Berger, M. (1999): Zur Suizidalität in der Adoleszenz. In: Fiedler, G. & Lindner, R. (Hg.): »So hab ich doch was in mir, das Gefahr bringt«: Perspektiven suizidalen Erlebens, Bd. 1. Göttingen (Vandenhoeck & Ruprecht), S. 29–65.

Berger, M. (2000): »Aber mein Innres überlaßt mir selbst!« Zum Selbstmord adoleszenter Protagonistinnen in einigen poetischen Texten männlicher Autoren. In: Götze, P. & Richter, M. (Hg.): »Aber mein Innres überlaßt mir selbst!« Verstehen von suizidalem Erleben und Verhalten. Hamburger Beiträge zur Psychotherapie der Suizidalität, Bd. 2. Göttingen (Vandenhoeck & Ruprecht), S. 26–77.

Bion, W.R. (1962): Lernen durch Erfahrung. Frankfurt a.M. (Suhrkamp).

Bion, W.R. (1970): Attention and Interpretation. London (Tavistock).

Blatt, S.; Luyten, P. & Corveleyn J. (2005): Zur Entwicklung eines dynamischen Interaktionsmodells der Depression und ihrer Behandlung. Psyche – Z. Psychoanal. 59, 864–891.

Blum, H.P. (Hg.) (1977): Female Psychology. New York (International University).

Bollas, C. (1997): Der Schatten des Objekts. Das ungedachte Bekannte: Zur Psychoanalyse der frühen Entwicklung. Stuttgart (Klett-Cotta) 2005.

Bronisch, T. (1995): Der Suizid: Ursachen, Warnsignale, Prävention. München (Beck).

Buchholz, M.B. (1998): Die Metapher im psychoanalytischen Dialog. Psyche – Z. Psychoanal. 52, 545–571.

Buchholz, M.B. (2008): Worte hören, Bilder sehen – Seelische Bewegung und ihre Metaphern. Psyche – Z. Psychoanal. 62, 552–580.

Buchholz, M.B. & Gödde, G. (2005): Das Unbewusste und seine Metaphern. In: Buchholz, M.B. & Gödde, G. (Hg.): Das Unbewusste, Bd I: Macht und Dynamik des Unbewussten. Auseinandersetzungen in Philosophie, Medizin und Psychoanalyse. Gießen (Psychosozial), S. 671–712.

Buchholz, M.B.; Lamott, F. & Mörtl, K. (2008): Tat-Sachen. Narrative von Sexualstraftätern. Gießen (Psychosozial).

Campbell, D. (1994): The role of the father in a pre-suicide state. Bulletin of the British Psycho-Analytical Society 29, 12–17.

Camus, A. (1985): Unter dem Zeichen der Freiheit. Ein Lesebuch. Herausgegeben von H. Wernicke. Gütersloh (Bertelsmann).

Canetto, S.S. (1992): She died for love and he for glory: gender myths of suicidal behavior. Omega 26, 1–17.

Cullberg, J. (1978): Krisen und Krisentherapie. Psychiatrische Praxis 5, 25–34.

Damasio, A. (2000): Ich fühle, also bin ich. Die Entschlüsselung des Bewusstseins. München (List).

Dammann, G. & Benecke, C. (2009): Psychodynamisch orientierter Umgang mit Sexualisierung von Patienten mit Persönlichkeitsstörung. In: Dulz, B.; Benecke, C. & Richter-Appelt, H. (Hg.): Borderline-Störung und Sexualität. Ätiologie, Störungsbild und Therapie. Stuttgart (Schattauer), S. 330–348.

Dammann, G. & Gerisch, B. (2005): Narzisstische Persönlichkeitsstörungen und Suizidalität: Behandlungsschwierigkeiten aus psychodynamischer Perspektive. Schweizer Archiv für Neurologie und Psychiatrie 156, 6, 299–309.

Durkheim, E. (1897): Der Selbstmord. Frankfurt a.M. (Suhrkamp) 1987.

Ernaux, A. (1992): Eine vollkommene Leidenschaft. Frankfurt a.M. (Fischer).

Ernaux, A. (2003): Sich verlieren. Die Geschichte einer Obsession. München (Goldmann).

Esquirol, J.E.D. (1838): Des maladies mentales, Paris 1838. Deutsch: Von den Geisteskrankheiten. Bern (Huber) 1968.

Ettl, T. (2006): Geschönte Körper – geschmähte Leiber. Psychoanalyse des Schönheitskultes. Tübingen (edition diskord).

Etzersdorfer, E. (1998): Freuds Sicht der Suizidalität. Zeitschrift für psychoanalytische Theorie und Praxis XIII. 3, 245–269.

Etzersdorfer, E.; Fiedler, G. & Witte, M. (Hg.) (2003): Neue Medien und Suizidalität. Gefahren und Interventionsmöglichkeiten. Göttingen (Vandenhoeck & Ruprecht).

Farberow, N.L.; Shneidman, E.S. (1961): The Cry for Help. New York (McGraw-Hill).

Federn, P. (1929): Die Diskussion über »Selbstmord«, insbesondere »Schüler-Selbstmord« im Wiener psychoanalytischen Verein im Jahre 1918. Zeitschrift für psychoanalytische Pädagogik 3, 333–354.

Ferenczi, S. (1932): Sprachverwirrung zwischen den Erwachsenen und dem Kind. In: Schriften zur Psychoanalyse, Bd. II. Frankfurt a.M. (Fischer) 1982, S. 303–313.

Ferrari, A. B. (2004): From the Eclipse of the Body to the Dawn of Thought. London (Free Association Books).

Feuerlein, W. (1971): Selbstmordversuch oder parasuizidale Handlung? Nervenarzt 42, 127–130.

Fiedler, G. et al. (1999): Psychoanalytische Psychotherapien bei akuter Suizidalität. Das Therapie-Zentrum für Suizidgefährdete in der ambulanten kassenärztlichen Versorgung Hamburgs – ein Überblick. Hamburger Ärzteblatt 12, 537–542.

Fiedler, G. & Lindner, R. (1999): »So hab ich doch was in mir, das Gefahr bringt«: Perspektiven suizidalen Erlebens, Bd. 1. Göttingen (Vandenhoeck & Ruprecht).

Fonagy, P. & Target, M. (1996): Den gewalttätigen Patienten verstehen: Der

Einsatz des Körpers und die Rolle des Vaters. In: Berger, M. & Wiesse, J. (Hg.): Geschlecht und Gewalt. Göttingen (Vandenhoeck & Ruprecht), S. 55–90.

Fonagy, P. & Target, M. (1999): Towards understanding violence: the use of the body and the role of the father. In: Perelberg, R.J. (Hg.): Psychoanalytic Understanding of Violence and Suicide. London (The New Library of Psychoanalysis), S. 53–72.

Fonagy, P.; Gergely, G.; Jurist, E. & Target, M. (2002): Affektregulierung, Mentalisierung und die Entwicklung des Selbst. Stuttgart (Klett-Cotta).

Freud, S. (1896): Zur Ätiologie der Hysterie. GW Bd. I, S. 423–459.

Freud, S. (1901): Zur Psychopathologie des Alltagslebens. GW Bd. IV, S. 5–310.

Freud, S, (1905): Drei Abhandlungen zur Sexualtheorie. GW Bd. V, S. 27–145.

Freud, S. (1905a): Bruchstück einer Hysterie-Analyse. GW Bd. V, S. 161–286.

Freud, S. (1909): Bemerkungen über einen Fall von Zwangsneurose. GW Bd. VII, S. 379–463.

Freud, S. (1910): Zur Selbstmord-Diskussion. In: Über den Selbstmord (Diskussionen des Wiener psychoanalytischen Vereins). GW Bd. VIII, S. 62–64.

Freud, S. (1914): Zur Einführung des Narzißmus. GW Bd. X, S. 137–170.

Freud, S. (1916–17): Vorlesungen zur Einführung in die Psychoanalyse. GW Bd. XI.

Freud, S. (1917): Trauer und Melancholie. GW Bd. X, S. 427–446.

Freud, S. (1920): Über die Psychogenese eines Falles von weiblicher Homosexualität. GW Bd. XII, S. 269–302.

Freud, S. (1920b): Jenseits des Lustprinzips. GW Bd. XIII, S. 1–69.

Freud, S. (1923): Das Ich und das Es. GW Bd. XIII, S. 235–289.

Freud, S. (1924): Das ökonomische Problem des Masochismus. GW Bd. XIII, S. 369–383.

Freud, S. (1930): Das Unbehagen in der Kultur. GW Bd. XIV, S. 419–506.

Freud, S. (1933): Neue Folgen der Vorlesungen zur Einführung in die Psychoanalyse. GW Bd. XV, S. 1–197.

Freud, S. (1933a): Warum Krieg? GW Bd. XVI, S. 11–27.

Freud, S. (1940): Abriß der Psychoanalyse. GW Bd. XVII, S. 63–138.

Friedmann, M. et al. (1972): Attempted suicide and self-mutilation in adolescence: Some observations from a psychoanalytic research project. International Journal of Psychoanalysis 53, 179–183.

Gabbard, G.O. (2007): Fehlschläge psychoanalytischer Behandlung von suizidalen Patienten. In: Zwettler-Otte, S. (Hg.): Entgleisungen in der Psychoanalyse. Berufsethische Probleme. Göttingen (Vandenhoeck & Ruprecht), S. 120–142.

Gabbard, G.O. (2010): Psychodynamische Psychiatrie. Ein Lehrbuch. Gießen (Psychosozial).

Gaupp, R. (1905): Über den Selbstmord. München (Gmelin).

Gay, P. (1987): Freud. Eine Biographie unserer Zeit. Frankfurt a.M. (Fischer) 1989.

Gerisch, B. (1993): Übertragung und Gegenübertragung aus einer geschlechterdifferenten Perspektive. In: Giernalczyk, T. & Frick, E. (Hg.):

Suizidalität. Deutungsmuster und Praxisansätze. Regensburg (Roderer), S. 107–110.

Gerisch, B. (1998): Suizidalität bei Frauen. Mythos und Realität – Eine kritische Analyse. Tübingen (edition diskord).

Gerisch, B. (2000): Auf den Leib geschrieben: Der weibliche Körper als Projektionsfläche männlicher Phantasien zum Suizidverhalten von Frauen. In: Götze, P. & Richter, M. (Hg.): »Aber mein Inneres überlaßt mir selbst.« Verstehen von suizidalem Erleben und Verhalten. Hamburger Beiträge zur Psychotherapie der Suizidalität, Bd. 2. Göttingen (Vandenhoeck & Ruprecht), S. 78–115.

Gerisch, B. (2003): Die suizidale Frau. Psychoanalytische Hypothesen zur Genese. Göttingen (Vandenhoeck & Ruprecht).

Gerisch, B. (2005): »Nicht Dich habe ich verloren, sondern die Welt«: Obsession und Leidenschaft bei suizidalen Frauen. Psyche – Z. Psychoanal. 59, 918–943.

Gerisch, B. (2006): »Keramos Anthropos«: Psychoanalytische Betrachtungen zur Genese des Körperselbstbildes und dessen Störungen. In: Ach, J.S. & Pollmann, A. (Hg.): No body is perfect – Baumaßnahmen am menschlichen Körper. Bioethische und ästhetische Aufrisse. Bielefeld (transcript), S. 131–161.

Gerisch, B. (2008): Tödliche Sehnsucht: Suizidalität und sexuelle Leidenschaft. Die zwei Seiten eines (weiblichen) Tabus. In: Benthien, C. & Gutjahr, O. (Hg.): Tabu – Interkulturalität und Gender. München (Fink), S. 141–159.

Gerisch, B. (2009): Körper-Zeiten: Zur Hochkonjunktur des Körpers als Folge der Beschleunigung. In: King, V. & Gerisch, B. (Hg.): Zeitgewinn und Selbstverlust – Folgen und Grenzen der Beschleunigung. Frankfurt a.M. (Campus), S. 123–143.

Gerisch, B. (2010): Leaving this World with Decency: Psychoanalytical Considerations on Suicide in the Life and Work of Sigmund Freud. In: Richards, A. (Hg.): The Jewish World of Sigmund Freud. Essays on Cultural Roots and the Problem of Religious Identity. North Carolina/London (McFarland), S. 165–174.

Gerisch, B. (2011): Unbeweint, ungeliebt, unvermählt: Transformationen antiker Suizid-Szenarien in psychoanalytischen Konzeptualisierungen. In: Benthien, C.; Böhme, H. & Stephan, I. (Hg.): Freud und die Antike. Göttingen (Wallstein), S. 159–183.

Gerisch, B. et al. (2000): Ich sehe dieses Elendes kein Ende als das Grab: Zur psychoanalytischen Konzeption und der Behandlung Suizidgefährdeter. In: Kimmerle, G. (Hg.): Zeichen des Todes in der psychoanalytischen Erfahrung. Reihe Anschlüsse, Bd. 4. Tübingen (edition diskord), S. 9–64.

Gerisch, B. & Gans, I. (Hg.) (2001): »Ich kehre in mich selbst zurück, und finde eine Welt« – Autodestruktivität und chronische Suizidalität. Hamburger Beiträge zur Psychotherapie der Suizidalität, Bd. 3. Göttingen (Vandenhoeck & Ruprecht).

Gerisch, B. & Gans, I. (Hg.) (2003): So liegt die Zukunft in Finsternis. Suizidalität in der psychoanalytischen Behandlung. Göttingen (Vandenhoeck & Ruprecht).

Gerisch, B. & King, V. (2008): Das Unbehagen im Körper der Moderne – Transdisziplinäre Überlegungen zu geschlechtertypischen Körperpraktiken und Symptombildungen. In: Schlesinger-Kipp, G. & Warsitz, R.P. (Hg.): Die neuen Leiden der Seele – Das (Un-)Behagen in der Kultur. Bad Homburg (Selbstverlag), S. 260–271.

Gerisch, B. & Lindner, R. (2005): Die suizidale Frau. In: Riecher-Rössler, A. & Bitzer, J. (Hg.): Frauengesundheit. München (Urban & Fischer), S. 193–200.

Gödde, G. & Buchholz, M.B. (2011): Unbewusstes. Gießen (Psychosozial).

Goethe, J.W. (1824): Die Leiden des jungen Werther. Bd. 4. Frankfurt a.M. (Insel) 1965.

Götze, P. (1992): Psychodynamik und Psychotherapie der Suizidalität. In: Götze, P. & Mohr, M. (Hg.): Psychiatrie im Wandel. Regensburg (Roderer), S. 165–194.

Green, A. (2000): Geheime Verrücktheit. Grenzfälle in der psychoanalytischen Praxis. Gießen (Psychosozial).

Grubrich-Simitis, I. (1984): Vom Konkretismus zur Metaphorik. Psyche – Z. Psychoanal. 38, 1–28.

Gruhle, H.W. (1940): Selbstmord. Leipzig (Thieme).

Gutwinski-Jeggle, J. (1995): Das Körper-Ich als Kommunikationsmittel. In: Holm-Hadulla, R.M. (Hg.): Vom Gebrauch der Psychoanalyse heute und morgen. Tagungsband der DPV-Frühjahrstagung.

Hendin, H. (1963): The Psychodynamics of Suicide. The Journal of Nervous and Mental Disease 136, 236–244.

Henseler, H. (1975): Die Suizidhandlung unter dem Aspekt der psychoanalytischen Narzißmustheorie. Psyche– Z. Psychoanal. 29, 191–207.

Henseler, H. (1980): Die Psychodynamik des suizidalen Erlebens und Verhaltens. Nervenarzt 51, 139–146.

Henseler, H. (1981): Psychoanalytische Theorien zur Suizidalität. In: Henseler, H. & Reimer, C. (Hg.): Selbstmordgefährdung. Zur Psychodynamik und Psychotherapie. Stuttgart (frommann-holzboog), S. 113–135.

Henseler, H. (1981a): Krisenintervention – Vom bewußten zum unbewußten Konflikt des Suizidanten. In: Henseler, H. & Reimer, Ch. (Hg.): Selbstmordgefährdung. Zur Psychodynamik und Psychotherapie. Stuttgart (frommann-holzboog), S. 136–156.

Henseler, H. (1984): Narzißtische Krisen. Zur Psychodynamik des Selbstmords. Opladen (Westdeutscher).

Henseler, H. & Reimer, C. (1981): Selbstmordgefährdung. Zur Psychodynamik und Psychotherapie. Stuttgart (frommann-holzboog).

Hirsch, M. (Hg.) (1989): Der eigene Körper als Objekt. Zur Psychodynamik selbstdestruktiven Körperagierens. Berlin u.a. (Springer).

Hirsch, M. (Hg.) (2003): Der eigene Körper als Symbol. Der Körper in der Psychoanalyse von heute. Gießen (Psychosozial).

Hirsch, M. (2011): Trauma. Gießen (Psychosozial).

Hirsch, M. (2011a): »Mein Körper gehört mir … und ich kann mit ihm machen, was ich will!« Dissoziation und Inszenierungen des Körpers psychoanalytisch betrachtet. Gießen (Psychosozial).

Joseph, B. (1994): Die Sucht nach Todesnähe. In: Bott-Spillius, E. & Feldmann. M. (Hg.): Psychisches Gleichgewicht und psychische Veränderung. Stuttgart (Klett-Cotta), S. 391–407.

Kappert, I.; Gerisch, B. & Fiedler, G. (Hg.) (2004): Ein Denken, das zum Sterben führt: Selbsttötung. Das Tabu und seine Brüche. Hamburger Beiträge zur Psychotherapie der Suizidalität, Bd. 5. Göttingen (Vandenhoeck & Ruprecht).

Kernberg, O.F. (1975): Borderline-Störungen und pathologischer Narzißmus. Frankfurt a.M. (Suhrkamp) 1983.

Kernberg, O.F. (1984): Severe Personality Disorders. New Haven (Yale University).

Kernberg, O.F. (1999): Suizidalität bei Borderline-Patienten. Diagnostik und psychotherapeutische Überlegungen. In: Fiedler, G. & Lindner, R. (Hg.): »So hab ich doch was in mir, das Gefahr bringt«. Perspektiven suizidalen Erlebens, Bd. 1. Göttingen (Vandenhoeck & Ruprecht), S. 175–189.

Kettner, M. & Gerisch, B. (2004): Zwischen Tabu und Verstehen: Psychophilosophische Bemerkungen zum Suizid. In: Kappert, I.; Gerisch, B. & Fiedler, G. (Hg.): Ein Denken, das zum Sterben führt: Selbsttötung. Das Tabu und seine Brüche. Hamburger Beiträge zur Psychotherapie der Suizidalität, Bd. 5. Göttingen (Vandenhoeck & Ruprecht), S. 38–66.

Kierkegaard, S. (1849): Die Krankheit zum Tode. Frankfurt a.M. (Syndikat) 1995.

Kind, J. (1986): Manipuliertes und aufgegebenes Objekt. Zur Gegenübertragung bei suizidalen Patienten. Forum der Psychoanalyse 2, 228–239.

Kind, J. (1990): Zur Interaktionstypologie suizidalen Verhaltens. Nervenarzt 61, 153–158.

Kind, J. (1992): Suizidal. Die Psychoökonomie einer Suche. Göttingen (Vandenhoeck & Ruprecht).

King, V. (2002): Körperbedeutungen. In: King, V.: Die Entstehung des Neuen in der Adoleszenz. Individuation, Generativität und Geschlecht in modernisierten Gesellschaften. Wiesbaden (Leske & Budrich), S. 159–200.

King, V. & Gerisch, B. (2009): Zeitgewinn und Selbstverlust – Folgen und Grenzen der Beschleunigung. Frankfurt a.M. u.a. (Campus).

Klein, M. (1962): Das Seelenleben des Kleinkindes. Stuttgart (Klett-Cotta).

Klemann, M. (1983): Zur frühkindlichen Erfahrung suizidaler Patienten: Eine Analyse biographischer Rekonstruktionen der Familiendynamik. Frankfurt a.M. (Lang).

Klüwer, R. (1994): Kritische Anmerkungen zur Indikation analytischer Kurztherapie bei Suizidgefährdeten. Unveröffentlichtes Vortragsmanuskript.

Kohut, H. (1971): Narzißmus. Eine Theorie der psychoanalytischen Behandlung narzißtischer Persönlichkeitsstörungen. Frankfurt a.M. (Suhrkamp) 1988.

Küchenhoff, J. (1990): Über verstehbare und nicht-verstehbare Zusammenhänge in der psychoanalytischen Psychosomatik. In: Streeck, U. & Werthmann, H.V. (Hg.): Herausforderungen für die Psychoanalyse. München (Pfeiffer), S. 67–86.

Küchenhoff, J. (Hg.) (1999): Selbstzerstörung und Selbstfürsorge. Gießen (Psychosozial).

Küchenhoff, J. (2001): Suizid – Suche nach oder Zerstörung des Dialogs. In: Gerisch, B. & Gans, I. (Hg.): »Ich kehre in mich selbst zurück, und finde eine Welt« – Autodestruktivität und chronische Suizidalität. Hamburger Beiträge zur Psychotherapie der Suizidalität, Bd. 3. Göttingen (Vandenhoeck & Ruprecht), S. 60–80.

Küchenhoff, J. (2005): Öffentlichkeit und Körpererfahrung. In: Küchenhoff, J. (2005): Die Achtung vor dem Anderen. Psychoanalyse und Kulturwissenschaften im Dialog. Weilerswist (Velbrück), S. 169–184.

Küchenhoff, J. (2005a): Verlorenes Objekt, Trennung und Anerkennung. Zur Fundierung psychoanalytischer Therapie und psychoanalytischer Ethik in der Trennungserfahrung. In: Küchenhoff, J. (2005): Die Achtung vor dem Anderen. Psychoanalyse und Kulturwissenschaften im Dialog. Weilerswist (Velbrück), S. 79–96.

Laufer, M. (Hg.) (1995): The Suicidal Adolescent. London (Karnac).

Laufer, M. & Laufer, E. (1984): Adolescence and developmental breakdown. A psychoanalytic view. New Haven (Yale University).

Leuzinger-Bohleber, M.; Pfeifer, R. & Röckerath, K. (1998): Wo bleibt das Gedächtnis? In: Koukkou, M.; Leuzinger-Bohleber, M. & Mertens, W. (Hg.): Erinnerungen von Wirklichkeiten. Psychoanalyse und Neurowissenschaften im Dialog, Bd. 1. Stuttgart (Internationale Psychoanalyse), S. 517–588.

Linden, K.J. (1969): Der Suizidversuch. Versuch einer Situationsanalyse. Stuttgart (Enke).

Lindner, R. (2006): Suizidale Männer in der psychoanalytisch orientierten Psychotherapie. Eine systematische qualitative Untersuchung. Gießen (Psychosozial).

Lindner, R. & Gerisch, B. (1997): »Wollten Sie wirklich sterben?« Zur Kontroverse psychiatrischer und psychodynamischer Aspekte der Suizidalität. Psychotherapie Forum/Supplement 5, 65–68.

Lindner-Braun, C. (1990): Soziologie des Selbstmords. Opladen (Westdeutscher).

Linehan, M.M. (1981): A social-behavioral analysis of suicide and parasuicide. Implications for clinical assessment and treatment. In: Glazer, H.G. & Clarkin, J.F. (Hg.): Depression: Behavioral and directive intervention strategies. New York (Garland), S. 229–294.

Loch, W. (1981): Kommunikation, Sprache, Übersetzung. Psyche, 35, 977–998.

Lombardi, R.; Pola, M. (2011): Der Körper, Adoleszenz und Psychose. In: Mauss-Hanke, A. (Hg.): Internationale Psychoanalyse 2011. Ausgewählte Beiträge aus dem *International Journal of Psychoanalysis*, Band 6. Gießen (Psychosozial), S. 141–178.

Maltsberger, J.T.; Buie, D.H. (1974): Countertransference hate in the treatment of suicidal patients. Archives of General Psychiatry 30, 625–633.

McDougall, J. (1987): Ein Körper für zwei. Forum Psychoanal. 3, 265–287.

Meltzer, D. (1967): The Psychoanalytical Process. Reprint: Perthshire (Clunie) 1970.

Meltzer, D. (1974): Adhesive identification. In: Hahn, A. (Hg.): Sincerity and other works. Collected papers of Donald Meltzer. London (Karnac) 1994, S. 335–350.

Meltzer, D. (1978): The Kleinian Development: Book I (Freud), Book II (Klein), Book III (Bion). Single-volume edition Perthshire (Clunie).

Menninger, K. (1938): Selbstzerstörung. Psychoanalyse des Selbstmords. Frankfurt a.M. (Suhrkamp) 1978.

Minois, G. (1996): Geschichte des Selbstmords. Düsseldorf u.a. (Artemis & Winkler).

Money-Kyrle, R. (1971): The aim of Psychoanalysis. International Journal of Psychoanalysis 49, 103–106.

Novick, J. & Novick, K.K. (1996): Fearful Symmetry. The Development and Treatment of Sadomasochism. New York (Jason Aronson).

Person, E.S. & Ovesey, L. (1983): Psychoanalytic theories of gender identity. Journal Am. Acad. Psychoanal. 11, 203–226.

Pöldinger, W. (1968): Die Abschätzung der Suizidalität. Bern (Huber).

Pourshirazi, S. (2008): Suizidalität und Beziehung. Eine theoretische und empirisch-hermeneutische Studie. Gießen (Psychosozial).

Rachor, C. (1995): Selbstmordversuche von Frauen. Ursachen und soziale Bedeutung. Frankfurt a.M. u.a. (Campus).

Rausch, K. (1991): Suizidsignale in der sozialen Interaktion – und Auswege in der Therapie. (Dissertation). Regensburg (Roderer).

Reerink, G. (1997): Theorie des Denkens. Freud und Bion. In: Kennel, R. & Reerink, G. (Hg.): Klein – Bion. Eine Einführung. Tübingen (edition diskord), S. 101–112.

Reiche, R. (1999): Subjekt, Patient, Außenwelt. In: Ostendorf, U. & Peters, H. (Hg.): Vom Werden des Subjekts. Tagungsband der Herbsttagung der Deutschen Psychoanalytischen Vereinigung, S. 45–70.

Reimer, C. (1981): Zur Problematik der Helfer-Suizidant-Beziehung: Empirische Befunde und ihre Deutung unter Übertragungs- und Gegenübertragungsaspekten. In: Henseler, H. & Reimer, C. (Hg.): Selbstmordgefährdung. Zur Psychodynamik und Psychotherapie. Stuttgart (frommann-holzboog), S. 1-27.

Ringel, E. (1953): Der Selbstmord. Abschluß einer krankhaften Entwicklung. Eschborn bei Frankfurt a.M. (Fachbuchhandlung für Psychologie), 1988.

Ringel, E. (1969): Neue Gesichtspunkte zum präsuizidalen Syndrom. In: Ringel, E. (Hg.): Selbstmordverhütung. Eschborn bei Frankfurt a.M. (Fachbuchhandlung für Psychologie), 1987, S. 51–116.

Rohde-Dachser, C. (1989): Psychoanalytische Theorien zur Entstehung der frühen Objektbilder und ihre Bedeutung für die unbewußte Erfahrung der Geschlechterdifferenzierung bei Mann und Frau. In: Bartl, G. & Pesendorfer, F. (Hg.): Strukturbildung im therapeutischen Prozess. Wien (Literas), S. 29–44.

Rohde-Dachser, C. (2007): Zur Psychodynamik schönheitschirurgischer Körperinszenierungen. Psyche – Z. Psychoanal. 61, 97–124.

Rohde-Dachser, C. (2009): Fiktionen der Unsterblichkeit. In: King, V. &

Gerisch, B. (Hg.): Zeitgewinn und Selbstverlust – Folgen und Grenzen der Beschleunigung. Frankfurt a.M. u.a. (Campus), S. 144–163.

Rosenfeld, H. (1971): Beitrag zur psychoanalytischen Theorie des Lebens- und Todestriebes aus klinischer Sicht: Eine Untersuchung der aggressiven Aspekte des Narzißmus. Psyche – Z. Psychoanal. 25, 476–493.

Rousseau-Dujardin, J. (1983): Außer sich. In: Konnertz, U. (Hg.): Die übertragene Mutter. Psychoanalytische Beiträge. Tübingen (edition diskord) 1987, S. 53–76.

Scheerer, A. (2006): Sigmund Freud – ein Porträt zu seinem 150. Geburtstag. In: Online-Zeitung der Deutschen Psychoanalytischen Vereinigung. www.psychoanalyse-aktuell.de.

Schmideberg, M. (1936): A Note on Suicide. Internat. Journal Psychoanal. 17, 1–5.

Schmidke, A. (1988): Verhaltenstheoretisches Erklärungsmodell suizidalen Verhaltens. Regensburg (Roderer).

Schneider, A. (1992): Suizid stationärer und poststationärer Patienten unter besonderer Berücksichtigung der Arzt-Patient-Beziehung. Unveröff. Diss., Universitätsklinik Hamburg.

Segal, H. (1957): Notes on Symbol Formation. International Journal of Psychoanalysis 38, 391–397.

Segal, H. (1991): Traum, Phantasie und Kunst. Stuttgart (Klett-Cotta) 1996.

Sperling, E. (1980): Suizid und Familie. Gruppenpsychotherapie und Gruppendynamik 16, 24–34.

Starobinski, J. (1991): Kleine Geschichte des Körpergefühls. Frankfurt a.M. (Fischer).

Steiner, J. (1998): Orte des seelischen Rückzugs. Pathologische Organisationen bei psychotischen, neurotischen und Borderline-Patienten. Stuttgart (Klett-Cotta).

Stengel, E. (1964): Selbstmord und Selbstmordversuch. Frankfurt a.M. (Fischer) 1969.

Stengel, E. (1969): Grundsätzliches zum Selbstmordproblem. In: Ringel, E. (Hg.): Selbstmordverhütung. Eschborn bei Frankfurt a.M. (Fachbuchhandlung für Psychologie) 1987, S. 9–50.

Stern, D.N. (1986): Die Lebenserfahrung des Säuglings. Stuttgart (Klett-Cotta) 1992.

Teising, M. (1984): Lebensmüde – Suizidalität älterer Menschen. Fragmente 10, 94–118.

Teising, M. (2001): Grenzen wahrnehmen. Die äußere und innere Realität des alternden Körpers bei Männern und Frauen. Alternative 2, 4–8.

Teising, M. (2004): Psychodynamische Aspekte der Suizidalität im Alter. European Journal of Geriatrics, Abstract 6, 22.

Tomasello, M. (2002): Die kulturelle Entwicklung des menschlichen Denkens. Zur Evolution der Kognition. Frankfurt a.M. (Suhrkamp).

Vovelle, M. (1973): Piété baroque et déchristianisation en Provence au XVIIIe siècle. Les attitudes devant la mort d'après les clauses des testaments. Paris (Plon).

Warsitz, R.P. (1995): Zur Psychodynamik der Melancholie. In: Lang, H.; Weiß,

M. & Pagel, G. (Hg.): Die Klinik der Psychosen im Lichte der strukturalen Psychoanalyse. Würzburg (Königshausen & Neumann), S. 87–104.

Weiß, H. (2003): Eine pathologische Organisation zur Maskierung einer suizidalen Phantasie. In: Gerisch, B. & Gans, I. (Hg.): So liegt die Zukunft in Finsternis. Suizidalität in der psychoanalytischen Behandlung. Göttingen (Vandenhoeck & Ruprecht), S. 78–97.

Weiß, H. (2009): Zur Konstruktion des inneren Raumes: Zeiterfahrung und depressive Position. In: Weiß, H.: Das Labyrinth der Borderlinekommunikation. Klinische Zugänge zum Erleben von Raum und Zeit. Stuttgart (Klett-Cotta), S. 116–132.

Wiese, A. (1993): Mütter, die töten. Psychoanalytische Erkenntnis und forensische Wahrheit. München (Fink).

Winnicott, D.W. (1949): Hate in the Counter-Transference. International Journal of Psychoanalysis 30, 69–74.

Winnicott, D.W. (1969): Objektverwendung und Identifizierung. In: Winnicott, D.W. (Hg.): Vom Spiel zur Kreativität. Stuttgart (Klett-Cotta), 1992, S. 101–110.

Wisdom, J.O. (1967): Die psychoanalytischen Theorien über die Melancholie. Jahrbuch der Psychoanalyse 4, 102–154.

Wittwer, H. (2004): Die Eigenart der philosophischen Beschäftigung mit dem Suizid. In: Kappert, I.; Gerisch, B. & Fiedler, G. (Hg.): Ein Denken, das zum Sterben führt: Selbsttötung. Das Tabu und seine Brüche. Hamburger Beiträge zur Psychotherapie der Suizidalität, Bd. 5. Göttingen (Vandenhoeck & Ruprecht), S. 67–82.

Wolfersdorf, M. (1994): Suizidologie als moderne Wissenschaft. Suizidprophylaxe 2, 47–53.

Wolfersdorf, M. & Etzersdorfer, E. (2011): Suizid und Suizidprävention. Stuttgart (Kohlhammer).

Wolfersdorf, M. & Straub, R. (1994): Electrodermal reactivity in male and female depressive patients who later died by suicide. Acta Psychiatrica Scandinavica 89, 279–284.

Wolfgang Berner
Perversion

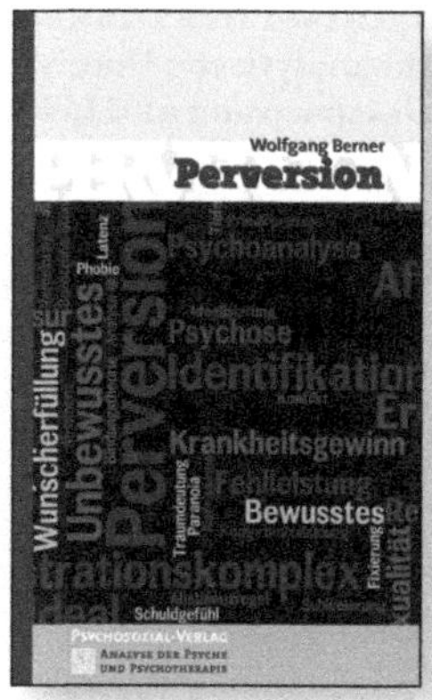

2011 · 139 Seiten · Broschur
ISBN 978-3-8379-2067-3

Das Studium der Perversionen eröffnete Freud tiefe Einsichten in die Funktionsweise von Sexualität und Erotik, die für seine Theoriebildung über die menschliche Psyche von entscheidender Bedeutung waren. Viele dieser Einsichten haben bis heute ihre Gültigkeit, viele wurden inzwischen ergänzt und differenziert. In dem Band wird gezeigt, dass und wie die klassische Psychoanalyse – etwa bei Fetischismus, Exhibitionismus oder Sadismus – hilfreich sein kann. Es werden die für eine Perversionstherapie notwendigen Parameter betrachtet und auch weitere Therapieformen vorgestellt.

Hans Sohni
Geschwisterdynamik

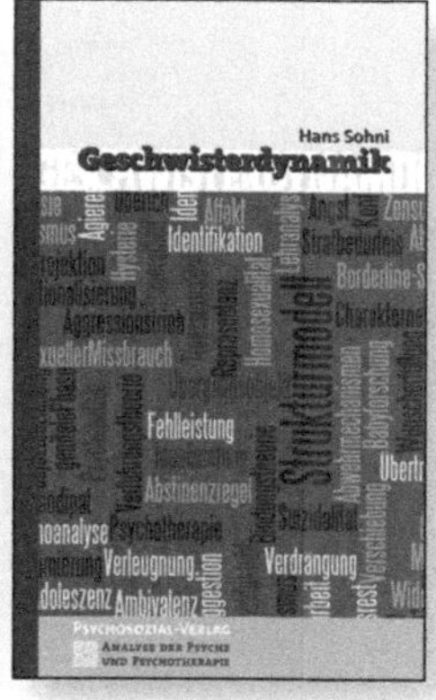

2011 · 140 Seiten · Broschur
ISBN 978-3-8379-2117-5

Mit Geschwistern verbindet man die Vorstellung von tiefer Verbundenheit, aber auch von Rivalität. Sie sind in Mythologie und Märchen, in Romanen und Filmen allgegenwärtig. Bis in die 1980er Jahre wurden Geschwisterbeziehungen beinahe vollständig aus dem psychoanalytischen Diskurs ausgeblendet. Dem setzt Hans Sohni eine psychoanalytische Entwicklungspsychologie lebendiger Geschwisterbeziehungen entgegen. Er beleuchtet den Einfluss des Geschwisterstatus auf die Persönlichkeitsentwicklung und untersucht die Dynamik von Abgrenzung und Bezogenheit.

Svenja Taubner

Einsicht in Gewalt

Reflexive Kompetenz adoleszenter Straftäter beim Täter-Opfer-Ausgleich

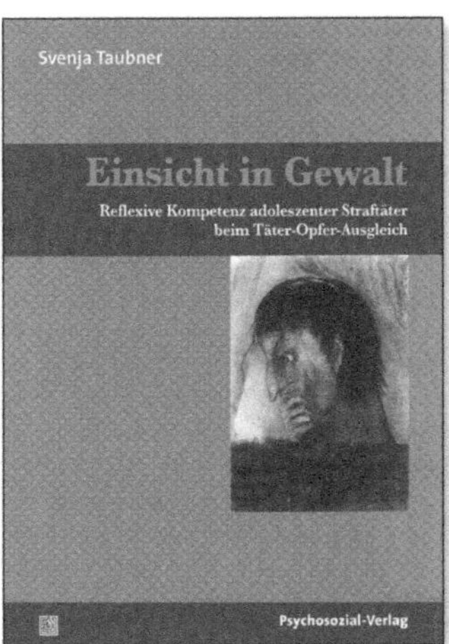

2008 · 349 Seiten · Broschur
ISBN 978-3-89806-878-9

Mit Sachverstand und in gut verständlicher Sprache gibt Svenja Taubner einen Einblick in die Innenwelt jugendlicher Straftäter jenseits von bloßen Verhaltensbeobachtungen und Statistiken.

Das Thema Jugendkriminalität führt oft zu hitzigen Diskussionen, in denen jedoch das Verständnis für die individuellen Schicksale der Betroffenen verloren geht. An der Schnittstelle von Kriminalwissenschaften und Psychologie stellt dieses Buch Einzelfallanalysen von gewalttätigen Jugendlichen mit einer oftmals traumatischen Geschichte ins Zentrum der Untersuchung.

Am Beispiel des Täter-Opfer-Ausgleichs wird mit Methoden der psychoanalytischen Psychotherapieforschung und Bindungsforschung die Auseinandersetzung junger Männer mit ihren Gewaltstraftaten beschrieben. Svenja Taubner arbeitet heraus, dass einseitige Täterzuschreibungen einem Lernprozess entgegenwirken, und stellt Vorschläge für Entwicklungsmöglichkeiten dar.